Ergebnisse der Anatomie und Entwicklungsgeschichte
Reviews of Anatomy, Embryology and Cell Biology
Revues d'anatomie et de morphologie expérimentale

Herausgegeben von
A. Brodal, Oslo · W. Hild, Galveston · R. Ortmann, Köln
T. H. Schiebler, Würzburg · G. Töndury, Zürich · E. Wolff, Paris

Schriftleitung
G. Töndury, Zürich

Martin Herrmann

Experimentelle Untersuchungen zur Auswirkung einer einmaligen ACTH-Gabe

Ein Beitrag
zur Kenntnis der homöostatischen Regulation

Mit 12 Abbildungen

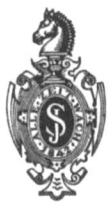

Springer-Verlag Berlin Heidelberg GmbH · 1967

Priv.-Doz. Dr. med. Martin Herrmann
Anatomisches Institut der Universität Bonn

Mit dankenswerter Unterstützung durch die Deutsche Forschungsgemeinschaft. — Die Arbeit lag in ausführlicher Form der Medizinischen Fakultät der Universität Bonn im WS 1964/65 als Habilitationsschrift vor.

Alle Rechte, insbesondere das der Übersetzung in fremde Sprachen, vorbehalten. Ohne ausdrückliche Genehmigung des Verlages ist es auch nicht gestattet, dieses Buch oder Teile daraus auf photomechanischem Wege (Photokopie, Mikrokopie) oder auf andere Art zu vervielfältigen

© by Springer-Verlag Berlin Heidelberg · 1967   Library of Congress Catalog Card Number 64-20582
Titel-Nr. 4457.

Ursprünglich erschienen bei Springer-Verlag Berlin Heidelberg New York 1967.

Die Wiedergabe von Gebrauchsnamen, Handelsnamen, Warenbezeichnungen usw. in diesem Werk berechtigt auch ohne besondere Kennzeichnung nicht zu der Annahme, daß solche Namen im Sinn der Warenzeichen- und Markenschutz-Gesetzgebung als frei zu betrachten wären und daher von jedermann benutzt werden dürften

ISBN 978-3-540-03769-9   ISBN 978-3-662-30573-7 (eBook)
DOI 10.1007/978-3-662-30573-7

Inhalt

Einleitung	7
Material und Methodik	9
1. Einteilung der Versuchsgruppen	10
2. Histologische Technik	11
3. Bestimmung der 17-OHCS-Ausscheidung	11
4. Bestimmung des Kernvolumens	11
5. Operative Methoden	12
a) Partielle Adrenalektomie (Adrex) = $^3/_4$-Resektion der Nebenniere	12
b) Hypophysektomie	12
6. Testmethoden	12
a) Diphtherietoxin-Test	12
b) ACTH-Test	12
Ergebnisse	12
1. Funktionelles und morphologisches Verhalten der Nebennierenrinde während der Depressionsphase	12
a) Verhalten der 17-OHCS-Ausscheidung	12
b) Strukturveränderungen der Nebennierenrinde und Verhalten der Kernvolumina in der Zona fasciculata	16
2. Verhalten der Kernvolumina der Schilddrüsenepithelien	22
3. Verhalten der Kernvolumina der Leberparenchymzellen	24
Besprechung der Befunde	25
1. Corticosteroidausscheidung	25
2. Nebennierenrindenhistologie einschließlich Kernvolumen	29
3. Schilddrüsenhistologie	32
4. Leber	34
5. Verknüpfung der Organbefunde und Stoffwechselprobleme	37
Zusammenfassung	41
Literatur	42
Sachverzeichnis	51

Abkürzungen

17-OHCS	= 17-Hydroxycorticosteroide		i.m.	= intramuskulär
17-KS	= 17-Ketosteroide		i.p.	= intraperitoneal
HVL	= Hypophysenvorderlappen		ACTH	= adrenocorticotropes Hormon
NNR	= Nebennierenrinde		i.E.	= internationale Einheit
Z. fasc.	= Zona fasciculata der Nebennierenrinde		TSH	= thyreoideastimulierendes Hormon
Di.-Toxin	= Diphtherie-Toxin		MSE	= Meerschweincheneinheit
d.l.m.	= dosis letalis minima		MTU	= Methylthiouracil
s.c.	= subcutan			

Einleitung

Über die Wirkung des adrenocorticotropen Hormons (ACTH), eines Proteohormons, liegen zahllose wichtige Untersuchungen vor. Dessen ungeachtet bedürfen noch viele Einzelheiten der ACTH-Wirkung der genauen Abklärung. ACTH wird bekanntlich im Hypophysenvorderlappen gebildet, dem im Rahmen des endokrinen Systems eine zentrale Funktion zukommt. Mit Hilfe seiner glandotropen Partialfunktionen werden die peripheren endokrinen Organe gesteuert. Überträger dieser Steuerungsimpulse sind Hormone, wie z.B. das ACTH, die spezifisch auf das einzelne periphere Erfolgsorgan einwirken und dort im allgemeinen eine morphokinetische und sekretionsanregende Wirkung entfalten. Die Morphokinese dient dabei vorwiegend der Erweiterung der Sekretionskapazität. Die peripheren Drüsen geben ihrerseits Hormone ab, die in der Körperperipherie, vielfach im Stoffwechsel, ihre Wirkung entfalten.

Für die Regulation der Nebennierenrindenfunktion ist das fest eingespielte System Hypothalamus-Hypophysenvorderlappen-Nebennierenrinde verantwortlich zu machen. Die Reaktionsweise dieses komplexen Systems kann auf zweierlei Weise moduliert werden. Verschiedene Bereiche des zentralen Nervensystems, wie z.B. der Nucleus amygdalae und die Formatio reticularis (MASON u. Mitarb. 1960; OKINAKA 1960; EGDAHL 1961; FENDLER u. Mitarb. 1961; MANDELL u. Mitarb. 1963), nehmen teils fördernd, teils hemmend Einfluß auf den Hypothalamus und damit indirekt auf Hypophyse und Nebennierenrinde.

Eine wesentliche Rolle spielt ferner die sog. homöostatische Regulation, bei der nach dem Rückkopplungsprinzip (Feedback-Mechanismus, Servo-Mechanismus) die Hormone der untergeordneten peripheren Drüsen auf die übergeordneten Steuerungsorgane einwirken. Dabei beeinflussen sie sehr wahrscheinlich die übergeordneten hypothalamischen Zentren und nicht den Hypophysenvorderlappen direkt.

Ein hoher Gehalt des Plasmas an Hormonen der peripheren Drüsen hemmt die entsprechende glandotrope Partialfunktion des Hypophysenvorderlappens, und umgekehrt stimuliert ein Absinken des Plasmaspiegels an peripheren Hormonen die glandotrope Partialfunktion. Dieses Prinzip ist für das System Hypophysenvorderlappen-Nebennierenrinde schon lange bekannt.

Bei langfristiger ACTH-Zufuhr kommt es zu einer erheblichen Zunahme des Nebennierenrindenparenchyms. Entsprechend dieser Vergrößerung wird auch die Sekretionskapazität gesteigert. Umgekehrt führt der Ausfall der ACTH-Stimulierung zu einer Atrophie der Nebennierenrinde und ist von einer raschen und fast vollständigen Einschränkung der Corticosteroidsekretion begleitet. Seit langem ist bekannt, daß die Entfernung des Hypophysenvorderlappens zur Atrophie der Nebennierenrinde führt (ASCOLI und LEGNANI 1912; SMITH 1919, 1926, 1930), die durch Zufuhr von ACTH behoben werden kann. 1937 konnten INGLE u. Mitarb. zeigen, daß langfristige Behandlung mit Nebennierenrindenextrakten ebenfalls zu einer Atrophie der Nebennierenrinde infolge Blockierung der Hypophysenvorderlappenfunktion führt. Diese Atrophie ist spontan reversibel.

Beim normalen Organismus hat die ACTH-Gabe eine rasche Steigerung der Nebennierenrindensekretion zur Folge. Dies läßt sich an der Corticosteroidzunahme im Nebennierenvenenblut, im Plasma und an der Menge der im Harn ausgeschiedenen Corticosteroidmetaboliten nachweisen. Zahlreiche Untersuchungen haben dieses Verhalten in allen Einzelheiten gezeigt. Nicht geprüft wurde dagegen, wie sich die Nebennierenrindensekretion nach einer *einmaligen* ACTH-Gabe auf lange Sicht verhält und welche Auswirkungen auf das Hypophysen-Nebennierenrindensystem eintreten.

In früheren Untersuchungen konnte ein phasischer Verlauf der 17-Hydroxycorticosteroidausscheidung (17-OHCS-Ausscheidung) nach einmaliger ACTH-Gabe beobachtet werden (HERRMANN 1962b). Dieses Verhalten spiegelt sich auch in entsprechenden Volumenschwankungen der Zellkerne der Zona fasciculata der Nebennierenrinde wider.

Sofort nach der Injektion von ACTH kommt es zu einer schnellen Erhöhung der 17-OHCS-Ausscheidung im Harn und einer Zunahme der Kernvolumina in der Zona fasciculata der Nebennierenrinde. Beide erreichen innerhalb weniger Stunden ihr Maximum. Im weiteren Verlauf gehen jedoch Ausscheidung und Kernvolumen nicht nur auf den Ausgangswert zurück, sondern sinken überraschenderweise deutlich *unter* diesen ab. Diese *subnormalen* Werte bleiben über einen längeren Zeitraum bestehen. Die Zeitspanne der niedrigen 17-OHCS-Ausscheidung und Kernvolumina bezeichnen wir als Depressionsphase. Das Einpendeln auf die Norm erfolgt nach einer erneuten, kurzfristig beträchtlich *erhöhten* Ausscheidung und Zunahme des Kernvolumens. In Analogie zum Verhalten der spermiogenetischen Aktivität des Hodenkanälchens nach Absetzen einer längeren Androgenzufuhr (HECKEL u. Mitarb. 1951) wurde dieses Phänomen als „rebound effect" gedeutet.

Der phasische Verlauf der 17-OHCS-Ausscheidung und die entsprechenden Schwankungen der Kernvolumina in der Nebennierenrinde lassen vermuten, daß bereits eine einzige Gabe von ACTH einen tiefgreifenden Einfluß auf die Achse Hypothalamus-Hypophyse-Nebennierenrinde ausübt.

Ziel der vorliegenden Arbeit war die genauere Analyse der Vorgänge, die sich während dieses phasischen Geschehens in der Nebennierenrinde, in Erfolgsorganen der Nebennierenrindenfunktion wie z.B. der Leber und in der Produktionsstätte des ACTH, also im Hypophysenvorderlappen, abspielen. Besonders wichtig erschien die Frage, ob während der Depressionsphase nach einmaliger ACTH-Gabe die Nebennierenrinde in regulärer Weise auf eine eintretende Stress-Situation zu antworten vermag. Ferner war zu klären, ob durch die einmalige ACTH-Zufuhr außer bei der corticotropen Partialfunktion auch bei anderen glandotropen Partialfunktionen des Hypophysenvorderlappens Veränderungen hervorgerufen werden.

Hierzu waren folgende Untersuchungen notwendig:

1. Prüfung der Funktion des Systems Hypophysenvorderlappen-Nebennierenrinde

Da die Nebennierenrinde unmittelbares Erfolgsorgan der ACTH-Wirkung ist, läßt ihr strukturelles Verhalten eine Aussage über die corticotrope Aktivität der Hypophyse zu. Einen noch empfindlicheren Indicator stellt das Zellkernvolumen der Zona fasciculata der Nebennierenrinde dar. Aus diesem Grunde wurde neben den gewöhnlichen histologischen Methoden auch die quantitative Methode der Kernvolumenbestimmung zur Anwendung gebracht. Die von früheren Untersuchern als ausreichend angesehenen Meßwerte für die ACTH-Stimulierung des Organs, nämlich Größe und Gewicht, erscheinen uns nicht zuverlässig genug und sind mit zahlreichen Fehlerquellen belastet (KRACHT 1958).

Eine Aussage über die tatsächliche Funktion des Rindenorgans erlaubt die Bestimmung der Corticosteroide im Nebennierenvenenblut und im Plasma. Beim Meerschweinchen bietet sich darüber hinaus als zuverlässige Methode die Bestimmung der 17-Hydroxycorticosteroidausscheidung (17-OHCS-Ausscheidung) im Harn an. Sie erlaubt eine recht genaue und zeitlich gut zuzuordnende Aussage über die Sekretionstätigkeit der Nebennierenrinde (WINKLER u. Mitarb. 1962).

Mit dem sog. ACTH-Test kann die Ansprechbarkeit des Nebennierenrindengewebes auf eine zusätzliche Stimulierung geprüft werden. Bei Vorliegen einer normalen Reaktionsfähigkeit auf ACTH nehmen Kernvolumen der Zona fasciculata der Nebennierenrinde und 17-OHCS-Ausscheidung zu.

Die Fähigkeit des Systems Hypothalamus-Hypophysenvorderlappen auf einen exogenen Reiz hin ACTH auszuschütten, kann beim Meerschweinchen mit Hilfe des sog. Diphtherietoxin-Testes geprüft werden. Nach TONUTTI (1953) tritt die beim Meerschweinchen nach Diphtherietoxin-Vergiftung im Parenchym der Nebennierenrinde zu beobachtende hämorrhagische Nekrose nur bei Anwesenheit einer ausreichenden ACTH-Menge ein. Gleichzeitig erfolgt nach Diphtherietoxin eine Erhöhung der 17-OHCS-Ausscheidung und Zunahme des Kernvolumens der Zona fasciculata als Zeichen der im Rahmen der Stress-Situation auftretenden ACTH-Stimulierung. Bei mangelhafter oder fehlender ACTH-Bildung, z.B. nach Hypophysektomie, bleiben diese Reaktionen aus. Der Ausfall dieser Reaktionsprobe läßt somit eine Aussage über das Vorliegen einer ausreichenden endogenen ACTH-Stimulierung zu.

2. Prüfung einer etwaigen Mitbeteiligung der thyreotropen Partialfunktion des Hypophysenvorderlappens

Die Untersuchungsergebnisse von SELYE (1950) (shift) und TONUTTI (1944) (Sekretionsumschaltung) machen eine gegenseitige Beeinflussung von Nebennieren- und Schilddrüsenfunktion wahrscheinlich. Neuere Befunde von DHOM (1963) am Hypophysenvorderlappen unterstützen diese Ansicht. Die funktionelle Verknüpfung von Nebennierenrinden- und Schilddrüsenfunktion erfolgt danach über die Regulationszentren der Hypophysentätigkeit und der glandotropen Partialfunktionen. Weitere Berührungspunkte ergeben sich möglicherweise durch die Wirkungen der Inkrete beider Organe im Stoffwechsel, die wiederum die Regulationssysteme beeinflussen können. Ein empfindliches Spiegelbild der thyreotropen Partialfunktion des Hypophysenvorderlappens sind die Kernvolumina der Follikelepithelzellen der Schilddrüse (KOCH 1958; PALKOVITS 1963), die aus diesem Grunde gemessen wurden.

3. Prüfung des Verhaltens der Leber als Erfolgs- und Stoffwechselorgan der peripheren Hormone

Von den vielfältigen Aufgaben der Leber beansprucht im Rahmen unserer Fragestellung ihre Rolle im Stoffwechsel der Steroide und anderen Hormone besondere Beachtung. Durch vermehrten oder verminderten Abbau der Hormone in der Leber kann auch dieses Organ wesentlichen Einfluß auf die Steuerungsmechanismen im endokrinen System erlangen. Es erschien daher angebracht, die Leber als Erfolgs- und Abbauorgan der Steroidhormone in die Untersuchungen einzubeziehen. Insbesondere wurden die Kernvolumenveränderungen verfolgt.

Material und Methodik

Die Untersuchungen wurden an 653 männlichen Meerschweinchen im Gewicht um 250 g durchgeführt. Die Haltung der Tiere erfolgte bei $23 \pm 1°$ C in großen Sammelkäfigen oder während des Versuches in Stoffwechselkäfigen. Gefüttert wurden Körnermischfutter und Altromin-Me, zusätzlich Wasser; die Nahrung wurde im Überfluß angeboten. Während der Bestimmung der 17-Hydroxycorticosteroidausscheidung erhielten die Tiere im Stoffwechselkäfig Futterrüben. Die Fütterung erfolgte morgens und abends jeweils zur gleichen Zeit, gekoppelt mit der Harnsammlung. Zur Gewöhnung an den Käfigaufenthalt wurden die Tiere 3—5 Tage vor Versuchsbeginn in die Stoffwechselkäfige eingesetzt.

1. Einteilung der Versuchsgruppen

Die Tiere wurden wie folgt auf die Versuchsgruppen verteilt:

A. Zur Gewinnung der Vergleichs- und Bezugswerte.

Die Werte für die 17-OHCS-Ausscheidung von Normaltieren und hypophysenlosen Tieren beziehen sich nicht nur auf die nachfolgend erwähnten Tiergruppen. Vielmehr wurde ein Teil der Bestimmungen herangezogen, die im Laufe von Jahren bei Untersuchungen über das Verhalten der 17-OHCS im Harn von Meerschweinchen gewonnen wurden. So wurde die stündliche Durchschnittsausscheidung von Normaltieren aus ca. 2800 Bestimmungen, von hypophysenlosen Tieren aus 336 Bestimmungen errechnet.

1. 15 Normaltiere, ohne Behandlung zur Entnahme der Organe abgetötet.
2. 15 hypophysektomierte Meerschweinchen, 4 Wochen nach dem Eingriff.
3. 30 Normaltiere, die 1 d.l.m. Diphtherie-Toxin (Di-Toxin),
4. 20 Normaltiere, die 5 d.l.m. Di-Toxin,
5. 10 Normaltiere, die 50 d.l.m. Di-Toxin s.c. erhielten und 24 Std nach der Vergiftung abgetötet wurden.
6. 10 hypophysenlose Tiere, die 4 Wochen nach der Entfernung der Hypophyse 5 d.l.m. Di-Toxin s.c. erhielten und 24 Std nach der Vergiftung abgetötet wurden.
7. 25 Meerschweinchen erhielten einmalig 25 mg Cortison „Schering" i.m. 5 Tiere wurden 24 Std nach der Injektion abgetötet, die übrigen 20 Tiere wurden 264 Std nach der Injektion aus dem Stoffwechselkäfig genommen.
8. 15 Meerschweinchen wurden linksseitig total und rechtsseitig halb adrenalektomiert (Adrex) = $^3/_4$-Resektion der Nebennierenrinde. 24 Std nach dem Eingriff wurden 10 der Tiere, 96 Std nach Versuchsbeginn die übrigen 5 Tiere abgetötet.
9. 6 Tiere wurden 14 Tage lang mit 10 MSE TSH „Schering" (Thyreoidea stimulierendes Hormon) s.c. behandelt und 24 Std nach der letzten Injektion abgetötet.
10. 6 Tiere erhielten über 14 Tage 0,1 mg Thyroxin s.c./die und wurden 24 Std nach der letzten Injektion abgetötet.
11. 6 Tiere erhielten 14 Tage lang 10 mg MTU (Methylthiouracil) i.p./die und wurden 24 Std nach der letzten Injektion abgetötet.

B. Für den Grundversuch.

12. 75 Normaltiere wurden zur Bestimmung der 17-OHCS-Ausscheidung in Stoffwechselkäfige eingesetzt. Die Behandlung wurde gruppenweise wie folgt differenziert:
a) 35 Tiere erhielten 1 iE (2. int. Standard) ACTH „Hoechst" s.c.
b) 20 Tiere erhielten 4 iE ACTH s.c.
c) 5 Tiere erhielten insgesamt 15,5 iE ACTH s.c., und zwar im Abstand von je 3 Std in steigenden Dosen 0,5; 1; 2; 4 und 8 iE.
d) 5 Tiere erhielten fünfmal im Abstand von je 3 Std 1 iE ACTH s.c.
e) 5 Tiere erhielten dreimal im Abstand von je 12 Std 1 iE ACTH s.c.
f) 5 Tiere erhielten dreimal im Abstand von je 12 Std 4 iE ACTH s.c.
13. 20 normale Meerschweinchen erhielten einmalig 4 iE ACTH „Schering" s.c. und wurden 264 Std nach der Injektion abgetötet. (Keine Untersuchung der Organe.)
14. 100 normale Meerschweinchen erhielten einmalig 4 iE ACTH „Ciba" s.c. und wurden in Gruppen zu je 5 Tieren 3, 6, 12, 24, 36, 48, 72, 96, 120, 144, 192, 216 und 240 Std nach der Injektion abgetötet. 35 Tiere wurden zur Bestimmung der 17-OHCS-Ausscheidung über 264 Std in Stoffwechselkäfigen gehalten.
15. 100 normale Meerschweinchen erhielten einmalig 4 iE ACTH „Hoechst" s.c. und wurden in Gruppen zu je 5 Tieren 3, 6, 12, 24, 36, 48, 72, 96, 120, 144, 168, 192, 216 und 240 Std nach der initialen ACTH-Gabe abgetötet. 30 Tiere hielten wir zur Harngewinnung für die 17-OHCS-Ausscheidung über 264 Std im Stoffwechselkäfig.

C. Für die Funktionsproben zur Erweiterung des Grundversuches.

16. 40 Meerschweinchen erhielten in Gruppen zu je 10 Tieren 24, 72, 120 und 196 Std nach einmaliger initialer Gabe von 4 iE ACTH „Ciba" s.c. jeweils weitere 4 iE ACTH „Ciba" s.c. und wurden 24 Std nach der zweiten Injektion, also 48, 96, 144 und 216 Std nach Versuchsbeginn, abgetötet.

17. 40 Meerschweinchen erhielten in Gruppen zu je 10 Tieren 24, 72, 120 bzw. 196 Std nach einmaliger Gabe von 4 iE ACTH „Hoechst" s.c. jeweils weitere 4 iE ACTH „Hoechst" s.c. und wurden 24 Std nach der zweiten Injektion, also 48, 96, 144 bzw. 216 Std nach Versuchsbeginn, abgetötet.

18. 40 Tiere erhielten in Gruppen zu je 10 Meerschweinchen 24, 72, 120 bzw. 196 Std nach der initialen Gabe von 4 iE ACTH „Ciba" s.c. jeweils 1 d.l.m. Di-Toxin s.c. und wurden 24 Std nach der Vergiftung abgetötet.

19. 40 Tiere erhielten in Gruppen zu je 10 Meerschweinchen 24, 72, 120 bzw. 196 Std nach der initialen Gabe von 4 iE ACTH „Ciba" s.c. jeweils 5 d.l.m. Di-Toxin s.c. und wurden 24 Std nach der Vergiftung abgetötet.

20. 40 Tiere erhielten in Gruppen zu je 10 Meerschweinchen 24, 72, 120 bzw. 196 Std nach der initialen Gabe von 4 iE ACTH „Ciba" jeweils 50 d.l.m. Di-Toxin s.c. und wurden 24 Std nach der Vergiftung abgetötet.

2. Histologische Technik

Alle Tiere wurden am Ende des Versuches mit Chloroform ($CHCl_3$) abgetötet und folgende Organe sofort nach dem Tode in der angeführten Reihenfolge entnommen: Schilddrüse, Nebennieren, Leber. Die genannten Organe wurden mit Ausnahme der rechten Nebenniere (s. unten) in Bouinscher Lösung fixiert, danach übliche Einbettung in Paraffin.

Die rechte Nebenniere wurde in neutralem Formol 1:9 fixiert und 24 Std später Gefrierschnitte angefertigt. Anschließend erfolgte Färbung mit Scharlachrot und Sudanschwarz B. An ungefärbten Schnitten wurde die polarisationsoptische Untersuchung auf doppelbrechende Substanzen durchgeführt.

Färbung der Bouin-fixierten und paraffineingebetteten Präparate nach Herstellung 5 µ dicker Schnitte mit HOPA (Hämalaun, Orange G, Phosphormolybdänsäure, Anilinblau) und HE (Hämatoxylin-Eosin).

3. Bestimmung der 17-OHCS-Ausscheidung

Zur Harngewinnung wurden die Tiere in Stoffwechselkäfigen gehalten, die zur Reinigung alle 24 Std erneuert wurden. Alle 12 Std, teilweise in Abständen von 3—6 Std, wurde der Harn entnommen. Die 12 Std-Zeiträume dauerten von 9—21 Uhr und 21—9 Uhr. Füttern und Umsetzen wurden, um die Belästigung der Tiere so gering wie möglich zu halten, ebenso wie die Behandlung, immer mit der Harnabnahme um 9 Uhr verbunden.

Der aufgefangene Harn wurde im Kühlschrank bis zur Verarbeitung am Nachmittag aufbewahrt, vorher mit einem Tropfen Toluol überschichtet. Die Bestimmung der 17-OHCS erfolgte nach einer modifizierten Porter-Silber-Methode (PORTER und SILBER 1950; SILBER und PORTER 1954; LIDDLE, RICHARD und PETERSON 1955). Die Einzelheiten des Verfahrens s. bei WINKLER, BLOBEL, HERRMANN und TONUTTI 1963.

Die Bestimmung der Extinktion bei der Nachweisreaktion erfolgte mit Hilfe des Spektralphotometers von Zeiss, danach Umrechnung auf die Ausscheidungsmenge. Über den Einfluß exogener Faktoren auf die Steroidausscheidung beim Meerschweinchen s. WINKLER u. Mitarb. 1963.

4. Bestimmung des Kernvolumens

Die 5 µ dicken Schnitte wurden mit Hilfe eines Projektionsmikroskopes in 2000facher Vergrößerung auf einem Zeichentisch abgebildet und die Kernmembranen nachgezeichnet. Danach erfolgte das Ausmessen des größten und des kleinsten Durchmessers. Mit Hilfe eines Nomogrammes wurde dann, unter der Annahme eines Rotationsellipsoides, nach der Formel $V = \frac{\pi}{6} AB^2$ das Kernvolumen bestimmt. Anschließend Errechnung des mittleren Kernvolumens für 100 Kerne pro Tiergruppe.

Die Zahl der ausgemessenen Kerne richtet sich bei jedem Organ nach der vorher festgestellten Mindestmenge zur Erlangung reproduzierbarer Meßwerte. Bei den Kernvolumina der Zona fasciculata der Nebennierenrinde ist mit ausreichender Sicherheit ein reproduzierbarer Meßwert schon mit 50 Kernen zu erlangen. Zur Erhöhung der Sicherheit der Methode wurden in allen Untersuchungen 200 Fasciculata-Zellkerne ausgemessen. Das gleiche Verhalten zeigten auch die Leberparenchymzellkerne, von denen ebenfalls pro Tier 200 Kerne ausgemessen wurden. Bei 7 Messungen von je 50 Zellkernen bei einem Tier wurde eine mittlere Abweichung von 1,96% gefunden; 10 Messungen von je 50 Zellkernen bei einem anderen Tier ergaben eine mittlere Abweichung von 1,13%. Für Kernmessungen an den Follikelepithelien der Schilddrüse wird im allgemeinen eine recht hohe Zahl gemessener Kerne verlangt. Auch hier ergab die Messung schon von 50 Kernen einen ausreichend reproduzierbaren Wert. Bei 4 Messungen von je 50 Zellkernen bei einem Tier wurde eine mittlere Abweichung von 3,132% gefunden. Um jedem Anspruch Rechnung zu tragen, wurden hier pro Tier 400 Kerne gemessen. Bei allen Organen waren also ausreichende Vorkehrungen getroffen, der Forderung nach Genauigkeit der Meßwerte zu genügen, zumal die Durchschnittswerte für größere Tiergruppen errechnet wurden (s. auch HERRMANN und WINKLER 1959).

5. Operative Methoden

a) Partielle Adrenalektomie (Adrex) = $^3/_4$-Resektion der Nebenniere

Methodische Angaben über die operative Entfernung der Nebennieren sind im Schrifttum in größerer Anzahl zu finden (SIMMONS und WHITEHEAD 1936; BOMSKOV 1937; BRUZZONE, BORREL und SCHWARZ 1946; HAASE 1952; CLAYTON und PRUNTY 1953; MORRISON 1954; GOOD u. Mitarb. 1956). Bis auf geringe Modifikationen wurde die von TONUTTI (1942) angegebene Methode angewendet.

Auf schnelles Arbeiten während der Operation zur Verkürzung der Narkosedauer und Reduzierung der Operationsbelastung für das Tier ist zu achten (LITTMANN 1962). Ferner sind in der postoperativen Phase aufmerksame Tierwartung und ausreichende Wärme unbedingt erforderlich.

b) Hypophysektomie

Die Hypophysektomie wurde in Äthernarkose auf parapharyngealem Wege durchgeführt.

6. Testmethoden

a) Diphtherietoxin-Test

Die Versuchstiere erhielten 24 Std vor dem Abtöten 1 d.l.m., 5 d.l.m. oder 50 d.l.m. Diphtherie-Toxin s.c. Innerhalb dieser 24 Std Verfolgung der 17-OHCS-Ausscheidung. Sofort nach dem Tode Beurteilung der lokalen Diphtherie-Reaktion und der makroskopischen Veränderungen der Nebennieren, anschließend Entnahme und Fixierung der Organe wie beschrieben.

b) ACTH-Test

24 Std vor dem Abtöten erhielten die Versuchstiere 4 iE ACTH s.c. Die 17-OHCS-Ausscheidung wurde während dieser 24 Std verfolgt. Sofort nach dem Tode Fixierung der Organe wie beschrieben.

Ergebnisse

1. Funktionelles und morphologisches Verhalten der Nebennierenrinde während der Depressionsphase

a) Verhalten der 17-OHCS-Ausscheidung

Von den Bestimmungsmöglichkeiten für Corticosteroide in Körperflüssigkeiten eignet sich für Untersuchungen am Meerschweinchen besonders gut der Nachweis der 17-OHCS im Harn. Das Meerschweinchen bildet vorwiegend Cortisol und scheidet dieses in Abhängigkeit vom Plasmaspiegel in relativ großen Mengen unkonjugiert aus. Daher ist eine routinemäßige Bestimmung im Harn leicht durchzuführen und erlaubt eine zeitlich den Plasma-17-OHCS gut zuzuordnende Aussage.

Folgende Vergleichs- und Bezugswerte wurden in Vorversuchen ermittelt: Für unbehandelte Normaltiere ergab sich für die stündliche Ausscheidung ein rechnerischer Durchschnittswert von 8 ± 1 µg. Der Fortfall der ACTH-Stimulierung nach Hypophysektomie hatte in den ersten Tagen nach dem Eingriff einen Abfall der stündlichen Ausscheidung auf 0,5—2,0 µg, mehrere Wochen nach der

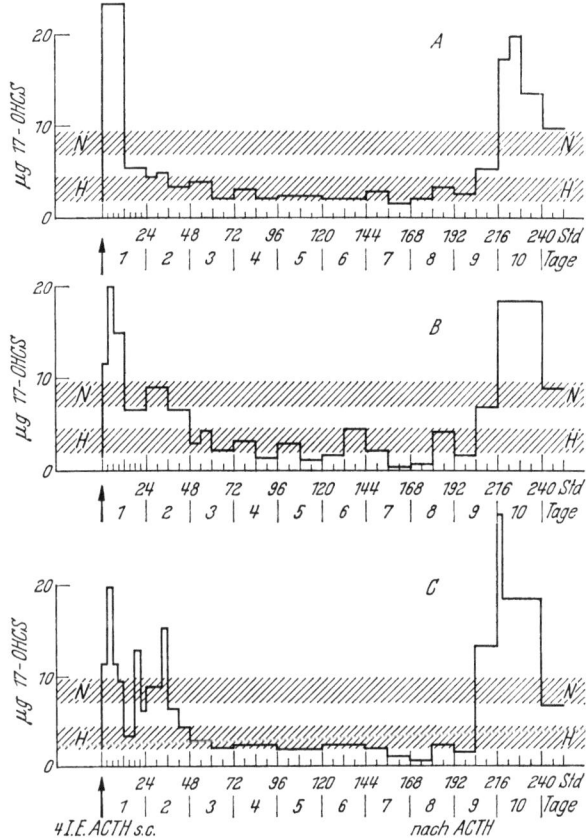

Abb. 1. Vergleichende Zusammenstellung des Verlaufes der 17-OHCS-Ausscheidung bei Meerschweinchen nach einmaliger Gabe von 4 IE ACTH s.c. (A) ACTH „Schering", (B) ACTH „Ciba" und (C) ACTH „Hoechst". Die einzelnen Säulen geben den stündlichen Durchschnittswert für den angezeigten Zeitraum berechnet auf ein Tier an. Schraffiert sind die Streubereiche (N) von Normaltieren und (H) hypophysenlosen Tieren

Operation auf $3,1 \pm 0,3$ µg zur Folge. Innerhalb von 24 Std nach der Diphtherietoxin-Vergiftung betrug die 17-OHCS-Ausscheidung infolge der unspezifischen Stress-Situation bei Gabe von 1 d.l.m. 20,4 µg, nach 5 d.l.m. 23,0 µg und nach Zufuhr von 50 d.l.m. 9,8 µg pro Stunde und Tier (WINKLER u. Mitarb. 1962).

Die Verfolgung der 17-OHCS-Ausscheidung über einen längeren Zeitraum nach einmaliger Gabe von 25 mg Cortison ließ erkennen, daß die ausgeschiedenen Corticosteroidmengen in den ersten 24 Std entsprechend der Zufuhr stark gegenüber der Norm erhöht waren. Sie sanken jedoch im weiteren Verlauf auf Werte hypophysenloser Tiere ab. Diese subnormalen Werte konnten über mehrere Tage beobachtet werden. Erst am 10. Tag nach der Cortisonzufuhr wurden wieder Ausscheidungswerte im Normalbereich gemessen (HERRMANN und WINKLER 1962a).

Wie schon in der Einleitung erwähnt, hatte die einmalige Zufuhr von ACTH ebenfalls einen charakteristischen Verlauf der 17-OHCS-Ausscheidung zur Folge. So wurde einheitlich ein vorübergehender, kurzfristiger Anstieg der 17-OHCS-Ausscheidung innerhalb der ersten 24 Std gefunden, dessen Höhe von der Menge des zugeführten ACTH abhängig war. Dem initialen Anstieg folgte jeweils ein lang anhaltender Abfall der 17-OHCS-Ausscheidung auf subnormale Werte. Erst am 9.—10. Tag nach der Injektion kam es zu einer erhöhten Ausscheidung, die zunächst für ca. 36 Std den Normalwert überschritt und dann auf die Norm einpendelte. Wurde innerhalb von 24 Std mehrmalig ACTH zugeführt, trat keine Änderung des Verlaufs ein. Auch hier folgte den hohen Ausscheidungswerten während der ACTH-Zufuhr ein schneller Abfall auf das Niveau hypophysenloser Tiere, das bis zum 9. oder 10. Tag erhalten blieb. Danach stiegen die Corticosteroide im Harn kurzfristig über die Norm hinaus an, um anschließend auf den Normalwert einzupendeln (HERRMANN 1961).

Weiterhin wurde untersucht, ob dieses eigentümliche Verhalten der 17-OHCS-Ausscheidung auch mit ACTH-Präparaten verschiedener Herkunft zu reproduzieren war. Wie Abb. 1 zeigt, traten keine wesentlichen Unterschiede in der 17-OHCS-Ausscheidung nach Zufuhr gleicher Dosen verschiedener ACTH-Präparate auf. Daraus kann geschlossen werden, daß dieses Verhalten der Corticosteroide tatsächlich dem ACTH und nicht zufälligen Beimengungen eines Präparates zuzuschreiben ist. Alle folgenden Untersuchungen wurden mit ACTH „Ciba" und ACTH „Hoechst" durchgeführt.

Nach Klärung dieser Frage war in weiteren Versuchen zu prüfen, ob das System Hypothalamus-Hypophysenvorderlappen-Nebennierenrinde während der Phase der niedrigen 17-OHCS-Ausscheidung, die wir als Depressionsphase bezeichnen, funktionsfähig ist.

Mit Hilfe des Diphtherietoxin-Testes kann beim Meerschweinchen geprüft werden, ob das Regulationssystem in dem zur Rede stehenden Grundversuch während der Depressionsphase in adäquater Weise auf einen exogenen Reiz reagieren kann. Das Ergebnis der Untersuchungen geht aus Abb. 2 hervor.

Dort ist zunächst der Verlauf der 17-OHCS-Ausscheidung nach einmaliger Zufuhr von ACTH „Ciba" wiedergegeben. Gleichzeitig sind in diese Darstellung die Ausscheidungswerte über 24 Std nach Belastung der Versuchstiere durch Vergiftung mit 5 d.l.m. Diphtherietoxin 24, 72, 120 und 192 Std nach der initialen ACTH-Gabe eingezeichnet. Wie aus dem Diagramm hervorgeht, ergaben sich durch die Belastung keine Veränderungen im Verlauf der 17-OHCS-Ausscheidung gegenüber den gleichartig vorbehandelten Kontrolltieren. Die geringen Abweichungen der Ausscheidungswerte nach dem Testversuch sind gegenüber der Grundversuchskurve nach einmaliger ACTH-Gabe nicht, gegenüber dem Normalwert von 8 ± 1 µg dagegen deutlich signifikant.

Die gleichen Verhältnisse fanden sich auch beim Diphtherietoxin-Test der mit einmaliger Gabe von ACTH „Hoechst" vorbehandelten Tiere.

Der ACTH-Test, der mit 4 iE ACTH durchgeführt wurde, bietet eine Möglichkeit, während der Depressionsphase die Funktionstauglichkeit des Rindengewebes selbst zu prüfen. Beim Normaltier wird innerhalb von 24 Std nach ACTH-Zufuhr eine erhöhte 17-OHCS-Ausscheidung gefunden; hieraus kann eine Aussage über die Ansprechbarkeit des Nebennierenrinden-Parenchyms auf ACTH abgeleitet werden.

Wie Abb. 3 zeigt, hatte ein solcher ACTH-Test während der Depressionsphase nach einmaliger, initialer Zufuhr von ACTH „Ciba" keine wesentliche Veränderung der 17-OHCS-Ausscheidung zur Folge.

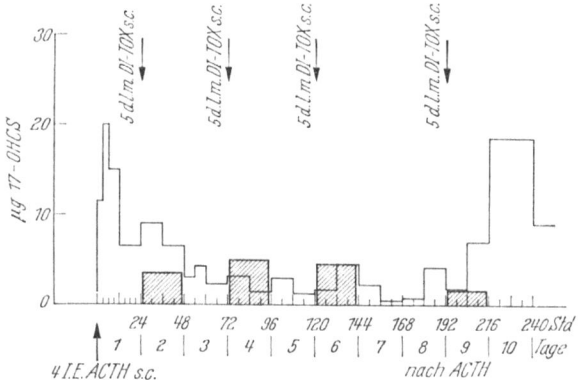

Abb. 2. Verhalten der 17-OHCS-Ausscheidung während des Diphtherietoxin-Testes im Grundversuch. Helle Säulen: Kontrolltiere nach einmaliger Gabe von 4 iE ACTH „Ciba" s.c.; schraffierte Säulen: nach Zufuhr von 5 d.l.m. Diphtherietoxin s.c. Die Pfeile über der Kurve geben den Zeitpunkt der Vergiftung an

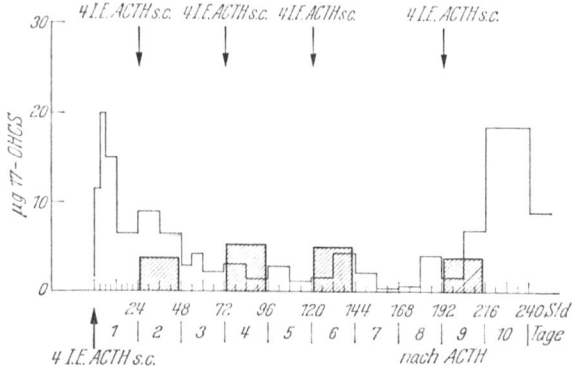

Abb. 3. Verhalten der 17-OHCS-Ausscheidung während des ACTH-Testes im Grundversuch. Helle Säulen: Kontrolltiere nach einmaliger Gabe von 4 iE ACTH „Ciba" s.c.; schraffierte Säulen: nach Zufuhr von weiteren 4 iE ACTH „Ciba" s.c. Die Pfeile über der Kurve geben die Injektionszeit der Testdosen an

Die gleichen Verhältnisse waren auch nach den ACTH-Testdosen im Verlauf der Depressionsphase nach einmaliger, initialer Gabe von ACTH „Hoechst" festzustellen.

Zusammenfassung. Nach ein- oder mehrmaliger ACTH-Gabe innerhalb von 24 Std zeigt die 17-OHCS-Ausscheidung über einen Zeitraum von 11 Tagen einen charakteristischen phasischen Verlauf. Der Phase des initialen Anstieges folgt ein Abfall auf subnormale Werte. Diese sind gegenüber dem Normalwert signifikant erniedrigt und bleiben längere Zeit bestehen. Der Zeitraum der niedrigen 17-OHCS-Ausscheidung entspricht der sog. Depressionsphase. Erst am 9.—10. Tag nach der initialen ACTH-Gabe kommt es nach vorübergehend stark erhöhter Corticosteroidausscheidung zur Normalisierung. Sowohl im Diphtherietoxin-Test als auch im ACTH-Test kommt es während der Depressionsphase nicht zu einer Erhöhung der 17-OHCS-Ausscheidung.

b) Strukturveränderungen der Nebennierenrinde und Verhalten der Kernvolumina in der Zona fasciculata

Es ist bekannt, daß tiefgreifende und langanhaltende Eingriffe in die Homöostase des Hypophysenvorderlappen-Nebennierenrindensystems zu strukturellen Veränderungen der Nebennierenrinde führen. Das regelmäßig auftretende phasische Verhalten der 17-OHCS-Ausscheidung im Grundversuch legte es nahe zu prüfen, ob sich auch kurzfristige Veränderungen der ACTH-Stimulierung in der Struktur des Rindenorgans widerspiegeln.

Hierzu ist es zunächst notwendig, kurz die Veränderungen der Nebennierenrindenstruktur beim Meerschweinchen nach verminderter bzw. vermehrter ACTH-Stimulierung zu schildern (Tonutti 1941b). Die normale Nebenniere zeichnet sich durch eine gut ausgebildete Zonierung aus. Die Zona glomerulosa besteht aus 1—2 Reihen von Zellnestern. Die Zona fasciculata zeigt eine säulenförmige Anordnung der Spongiocyten. An einer leicht unregelmäßigen Anordnung der Zellen mit dunkel färbbarem eosinophilem Cytoplasma ist die Zona reticularis kenntlich, die von weiten Sinus durchsetzt ist. Nach Hypophysektomie wird die Rinde infolge Ausfalls der ACTH-Stimulierung insgesamt schmäler, sie zeigt das Bild der regressiven Transformation. In der Zona fasciculata werden die Zellsäulen innerhalb mehrerer Wochen nach dem Eingriff bis auf wenige Zellreihen verkürzt. Die Kerne weisen ein dichteres Chromatinmuster auf und sind nicht mehr gleichmäßig rund. Alle drei Zonen nehmen an der Atrophie teil, wenn auch die Glomerulosa und die Reticularis gegenüber der am stärksten verminderten Zona fasciculata relativ breit erscheinen. Dies ist auf die Einbeziehung von atrophierenden Fasciculatazellen in die äußere und innere Rindenzone zurückzuführen. Umgekehrt führt langfristige ACTH-Zufuhr zu einer starken Verbreiterung der Rinde und einem Verwischen der zonalen Struktur. Die säulenförmig angeordneten Zellen der Zona fasciculata stellen den größten Anteil der Rinde, die übrigen Zonen erscheinen relativ schmal, die Nebennierenrinde zeigt das Bild der progressiven Transformation.

Während des Grundversuches zeichnete sich innerhalb der ersten 12 Std nach der initialen ACTH-Gabe eine deutliche Tendenz zur progressiven Transformation der Nebennierenrinde ab. Die Struktur der Zona fasciculata erschien deutlicher ausgeprägt, die Zona glomerulosa und die Zona reticularis waren nicht mehr so deutlich abgegrenzt und schmäler. Nach 48 Std und später war jedoch eine gewisse Neigung zur regressiven Transformation festzustellen. Dies zeigte sich in einer allgemeinen Abnahme der Rindenbreite. Die Zona glomerulosa trat deutlicher in Erscheinung, während die Zellreihen der Zona fasciculata abnahmen. Dieses Bild blieb bis etwa zum 8. Tag bestehen, danach wurde die normale Struktur wiedergefunden.

Zu den Ergebnissen, die der Diphtherietoxin-Test in morphologischer Hinsicht erbrachte, ist folgendes auszuführen:

Nach Diphtherietoxin-Vergiftung kommt es als Folge der durch das Toxin ausgelösten vermehrten ACTH-Sekretion zur progressiven Transformation der Nebennierenrinde. Die Glomerulosa und Reticularis nehmen, zugunsten der sich stark vergrößernden Zona fasciculata, an Breite ab. Dazu kommen jedoch durch die Vergiftung ausgelöste Veränderungen am Organ selbst, die im wesentlichen zunächst an den Gefäßen in Erscheinung treten. Vermutlich als Folge der etwa 12 Std nach Vergiftung zu beobachtenden Hyperämie und Stase treten Hämorrhagien mit anschließendem Zelluntergang auf. Etwa 24 Std nach größeren Toxingaben, wie z.B. von 5 d.l.m., lassen sich regelmäßig ausgedehnte Nekrosen in der Rinde feststellen. Im allgemeinen sind in den Randpartien der äußeren Fasciculata noch kleine Inseln intakter, stark vergrößerter Zellen vorhanden, während sich vom übrigen Gewebe nur noch nekrotische Reste in den entstandenen Blutseen finden. Bei hypophysenlosen Tieren bleibt nicht nur die progressive Transformation, sondern auch die Nekrose aus. Durch Substitution mit ACTH kann man bei hypophysenlosen Tieren die Reaktionsfähigkeit des Rindengewebes gegenüber ACTH wieder herstellen. Daraus wird ersichtlich, daß der Eintritt des Gewebsschadens streng

ACTH-abhängig ist (TONUTTI 1953). Somit läßt sich beim Meerschweinchen aus dem Ausfall der Diphtherietoxin-Reaktion eine Aussage über die erfolgte oder nicht erfolgte ACTH-Stimulierung des Rindengewebes machen.

Tabelle 1. *Verhalten der Nebennierenrinde gegenüber Diphtherie-Toxin*

1 d.l.m. Di.-Tox.						
	48	96	144	216	Norm	Hypex
Keine Reaktion	4	6	5	8	—	10
Hyperämie	5 +	4 +	5 +	2 +	—	—
Nekrose	1 +	—	—	—	10 +++	—

5 d.l.m. Di.-Tox.						
	48	96	144	216	Norm	Hypex
Keine Reaktion	4	4	—	4	—	10
Hyperämie	2 +	4 +	4 +	6 ++	—	—
Nekrose	4 +	2 +	6 +	—	10 ++++	—

50 d.l.m. Di.-Tox.						
	48	96	144	216	Norm	Hypex
Keine Reaktion	2	2	1	2	—	10
Hyperämie	3 +	5 +	2 ++	4 ++	—	—
Nekrose	5 ++	3 ++	7 ++	4 ++	10 ++++	—

48, 96, 144 und 216 Std nach einmaliger Zufuhr von 4 iE ACTH „Ciba" s.c.; Norm = Normaltiere; Hypex = hypophysenlose Tiere, alle jeweils 24 Std nach Vergiftung mit 5 d.l.m. Diphtherie-Toxin s.c. Die Zahlen geben die Anzahl der Tiere an, die Kreuze die Stärke der Reaktion.

Die zur Prüfung der Reaktionsfähigkeit des Hypothalamus-Hypophysenvorderlappen-Nebennierenrindensystems während der Depressionsphase des Grundversuches durchgeführte Vergiftung mit Diphtherietoxin ergab nur eine stark abgeschwächte Reaktion des Nebennierenrinden-Parenchyms. Die Ergebnisse dieser Funktionsproben sind in Tabelle 1 zusammengestellt. Bei der Beurteilung der Nebennierenrindenreaktion wurden drei Stadien unterschieden. Konnten keine Veränderungen gegenüber dem Aussehen einer normalen Nebennierenrinde gefunden werden, wurde der Befund unter „keine Reaktion" eingeordnet. Unter „Hyperämie" wurden Tiere angeführt, bei denen eine stärkere Blutfüllung und Weiterstellung der Gefäße in der Rinde bis zur Stase beobachtet wurden. Diese Gefäßreaktionen gingen in der Regel von den zentralen Rindenabschnitten aus. Fanden sich kleine Extravasate oder gar Zelluntergänge, erfolgte die Zuordnung zur Gruppe „Nekrosen". Wie aus der Tabelle ersichtlich ist, war bei allen Versuchsgruppen die Auswirkung der Diphtherietoxin-Vergiftung auf die Nebennierenrinde erheblich abgeschwächt. Werden normalerweise bei allen

vergifteten Tieren innerhalb von 24 Std Nekrosen gefunden, wenn auch nach
1 d.l.m. nur schwach ausgeprägt, waren diese bei den mit ACTH vorbehandelten
Tieren (Grundversuch) nur vereinzelt festzustellen. Sehr selten traten sie nach
Zufuhr von 1 d.l.m. Diphtherietoxin auf. Mit Erhöhung der Toxindosis nahm
auch die Häufigkeit der hämorrhagischen Nekrosen zu. Jedoch konnten selbst
bei Tieren, die im Rahmen des Grundversuches 4 iE ACTH s.c. und während
der Depressionsphase 50 d.l.m. Diphtherietoxin erhalten hatten, noch mehrere
Meerschweinchen gefunden werden, die keine entsprechenden Veränderungen der
Nebennierenrinde aufwiesen.

Die Testversuche mit zusätzlicher ACTH-Gabe in der Depressionsphase nach
einmaliger, initialer ACTH-Zufuhr ergaben gegenüber den entsprechenden Vergleichstieren keine wesentlichen Veränderungen. Es traten einige Mitosen in der
äußeren Zona fasciculata auf, doch nahm die Mitosehäufigkeit mit zunehmendem Abstand von der initialen ACTH-Gabe ab, so daß in den letzten untersuchten
Tiergruppen fast keine Mitosen mehr zu finden waren. Eine genauere Auszählung
der Mitosen wurde jedoch nicht vorgenommen.

Bekanntlich ist auch die Menge und Verteilung der sudanschwarzfärbbaren
Substanzen und scharlachrotfärbbaren Lipoide in weitem Umfang von der ACTH-
Stimulierung abhängig.

In der Nebennierenrinde des normalen, unbehandelten, männlichen Meerschweinchens
finden sich beide gleichmäßig und dicht gelagert in Form feinster Tröpfchen in den Zellen
der Zona fasciculata. Die Zona glomerulosa und die Zona reticularis sind im allgemeinen weitgehend frei, wobei ein unscharfer Übergang zwischen Fasciculata und Reticularis besteht.
Nach Hypophysektomie erfährt der lipoidhaltige Bereich der Nebennierenrinde eine zunehmende Einengung. Mehrere Wochen nach dem Eingriff stellt die Fasciculata ein schmales,
stark mit Lipoiden beladenes Band dar, das sehr scharf gegen die lipoidfreie Glomerulosa und
Reticularis abgesetzt ist. Gegenteilige Veränderungen spielen sich nach ACTH-Zufuhr ab.
Sudanschwarz- sowie scharlachrotfärbbare Substanzen breiten sich über die ganze Rinde aus,
jedoch ist die Beladung der Einzelzellen schwach und sehr feintropfig. Bei starker ACTH-
Stimulierung kann es zum völligen Schwund kommen. Ein ähnliches Verhalten läßt sich bei
beiden Substanzen auch nach Diphtherietoxin feststellen. Diese Erscheinung ist auf die durch
das Toxin ausgelöste ACTH-Ausschüttung zurückzuführen und bleibt dementsprechend bei
hypophysenlosen Tieren aus.

Im Grundversuch fand sich während des ganzen Verlaufes eine erhebliche
Unruhe im Verhalten der sudanschwarzfärbbaren Substanzen. Innerhalb von
3—6 Std nach der initialen ACTH-Gabe kam es zu einer starken Abnahme der
Einlagerungen. Die Rinde wurde danach wieder in zentripetaler Richtung aufgefüllt. Während der Depressionsphase war die Rinde nur relativ schwach beladen,
zeigte aber zum Zeitpunkt des „rebound" eine Auffüllung an sudanschwarzfärbbarem Material (HERRMANN 1962b). Eine ähnliche Unruhe der Lipoidverteilung
konnte auch im Verhalten der scharlachrotfärbbaren Lipoide während des Grundversuches festgestellt werden.

Die Schilderung der morphologischen Verhältnisse der Nebennierenrinde
während des Grundversuches läßt somit eine deutliche Reaktion der Struktur
des Rindenparenchyms erkennen. Es ist verständlich, daß bei diesen schnellen
und flüchtigen Veränderungen der ACTH-Stimulierung nicht die ausgeprägten
Bilder wie z.B. 4 Wochen nach Hypophysektomie zu finden sind. Bis zu ihrer
vollen Ausprägung ist offenbar ein längerer Zeitraum veränderter ACTH-Stimulierung erforderlich. Es schien daher angebracht, nach einer Möglichkeit zu suchen,

diese strukturellen Veränderungen mit einer objektiven Meßmethode zu überprüfen.

Als empfindlicher Indicator für die Beurteilung der corticotropen Partialfunktion des Hypophysenvorderlappens hat sich das Kernvolumen der Zellen der Zona fasciculata der Nebennierenrinde erwiesen. Verstärkte ACTH-Ausschüttung wird in der Regel mit einer Zunahme des Kernvolumens, Verminderung der ACTH-Stimulierung mit einer Abnahme des Kernvolumens beantwortet (BOGUTH u. Mitarb. 1951).

In der Abb. 4 sind die erforderlichen Bezugswerte zusammengestellt. Daraus ist ersichtlich, daß für normale, männliche Meerschweinchen ein durchschnittliches Volumen von $13526 \pm 282\ \mu^3/100$ Zellkerne gefunden wurde. Dieser Kernmeßwert erwies sich in dem geprüften Bereich als praktisch unabhängig vom

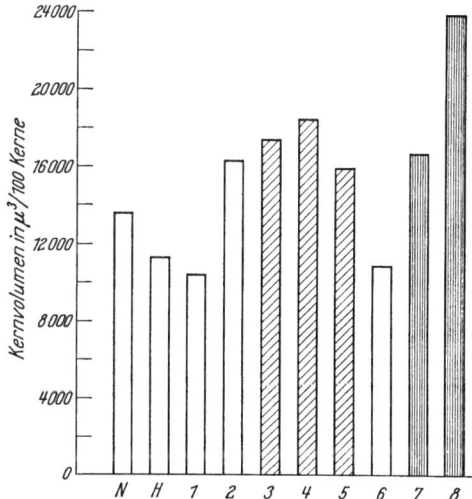

Abb. 4. Kernvolumina der Zona fasciculata der Nebennierenrinde. N=Normaltiere, H=hypophysenlose Tiere 4 Wochen nach Hypophysektomie, 1=24 Std nach 25 mg Cortison i.m., 2=24 Std nach 4 iE ACTH „Ciba" s.c., 3—5=Normaltiere 24 Std nach Vergiftung mit Di.-Tox. s.c. (3=1 d.l.m., 4=5 d.l.m., 5=50 d.l.m.), 6=hypophysenlose Tiere 4 Wochen nach Hypophysektomie 24 Std nach 1 d.l.m. Di.-Tox. s.c., 7 und 8=nach $^3/_4$-Resektion der Nebennieren (7=24 Std und 8=96 Std nach dem Eingriff)

Körpergewicht, wie sich bei Versuchstieren im Gewicht von 175—450 g nachweisen ließ. Hypophysenlose Tiere zeigten 4 Wochen nach dem Eingriff ein Kernvolumen von $11254 \pm 346\ \mu^3$. Den gleichen Effekt wie die operative Ausschaltung der corticotropen Partialfunktion hatte die medikamentöse Blockierung mit Cortison, die innerhalb von 24 Std ein Absinken auf $10346 \pm 195\ \mu^3$ zur Folge hatte. Die Zufuhr von 4 iE ACTH führte dagegen innerhalb von 24 Std zu einer Erhöhung des Kernvolumens auf $16238 \pm 870\ \mu^3$. Auch eine gesteigerte ACTH-Ausschüttung aus der Hypophyse, wie sie z.B. nach $^3/_4$-Resektion des Nebennierenrindenparenchyms auftritt, führte zu einem Anstieg des Kernvolumens. Schon 24 Std nach dem Eingriff betrug die Kerngröße $16697 \pm 489\ \mu^3$, 96 Std nach der Operation $23800 \pm 7934\ \mu^3$. Auch bei Stress-Situationen, wie z.B. nach Diphtherietoxin-Vergiftung, die zu einer verstärkten ACTH-Ausschüttung aus dem Hypophysenvorderlappen führen, kam es zu einer Zunahme des Kernvolumens. Diese betrug nach Zufuhr von 1 d.l.m. $17310 \pm 512\ \mu^3$, von 5 d.l.m.

18400 ± 438 µ³ und von 50 d.l.m. 15882 ± 515 µ³ pro 100 Zellkerne. Beim hypophysenlosen Tier blieb die Diphtherietoxin-Vergiftung wegen der fehlenden corticotropen Partialfunktion ohne Auswirkungen auf das Kernvolumen. Dementsprechend fand sich hierbei ein Kernvolumen von 10808 ± 260 µ³.

Die Veränderungen der Kernvolumina im Grundversuch nach einmaliger ACTH-Zufuhr sind aus Abb. 5 abzulesen. Drei Stunden nach Injektion von 4 iE ACTH „Ciba" kam es zunächst zu einer Zunahme der Kerngröße auf 17355 ± 406 µ³ pro 100 Zellen. Schon nach 6 Std wurde das Maximum des initialen Anstieges mit 20392 ± 497 µ³ gemessen. Darauf folgte mit einigen Schwankungen ein langsamer Rückgang der Kernvolumina, die sich 48 Std nach der Injektion mit 13961 ± 136 µ³ wieder im Bereich der Normalwerte fanden. Im weiteren Verlauf traten Kerngrößen zutage, wie sie bei hypophysenlosen Tieren beobachtet werden. Das Minimum wurde 120 Std nach ACTH-Zufuhr mit 10906 ± 154 µ³ festgestellt. Erst 192 Std nach der Hormongabe fanden sich mit

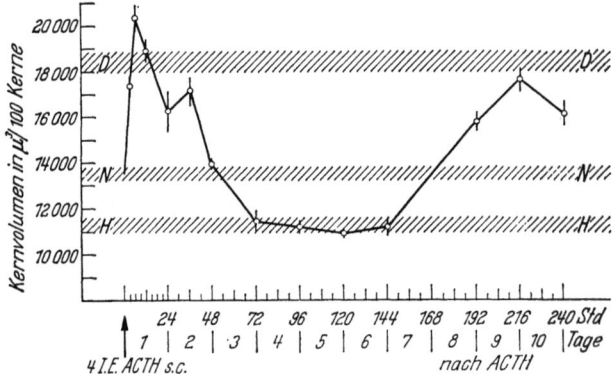

Abb. 5. Verlauf der Kernvolumenveränderungen nach einmaliger Gabe von 4 iE ACTH „Ciba" s.c. Schraffiert die Streubereiche (m ± s) von Normaltieren (N), hypophysenlosen Tieren (H) und Normaltieren 24 Std nach Vergiftung mit 5 d.l.m. Di.-Tox. s.c. (D). Die senkrechten Striche geben die Streubreite (s) der einzelnen Meßwerte an

durchschnittlich 15809 ± 361 µ³ Kernmeßwerte um bzw. etwas über dem Normalwert. Erst nach einem kurzdauernden weiteren Anstieg, der das Maximum um die 216. Std erreichte, erfolgte die Rückkehr zur Norm.

Ein im wesentlichen gleiches Ergebnis hatte die Zufuhr von 4 iE ACTH „Hoechst". Auch hier ergab sich 6 Std nach der Injektion mit 19594 ± 189 µ³ das Maximum. Der Abfall der Kernvolumenwerte zeigte stärkere Schwankungen. Während nach 36 Std 15269 ± 780 µ³ pro 100 Zellkerne gemessen wurden, fanden sich 12 Std (12530 ± 217 µ³) und 24 Std (12936 ± 308 µ³) nach der Hormongabe schon Kerngrößen im Bereich des Normalniveaus. 48 Std nach Versuchsbeginn waren auch hier normale Kernvolumina festzustellen. Im weiteren Verlauf sanken die Kernmeßwerte etwas unter das Niveau hypophysenloser Tiere ab. Das Minimum wurde mit einer Kerngröße von 9713 ± 268 µ³ 144 Std nach der ACTH-Zufuhr beobachtet. Das Reboundphänomen wurde 192 Std nach Versuchsbeginn mit Kernvolumina im Bereich des Normalwertes (14162 ± 515 µ³) eingeleitet, sein Maximum in der 216. Std mit 16940 ± 493 µ³ erreicht.

In weiteren Versuchen wurde geprüft, ob die Hypophyse während der Phase der niedrigen Kernvolumina, d.h. während der Depressionsphase, zu einer ververmehrten ACTH-Abgabe fähig ist. Dies kann beim Meerschweinchen mit Hilfe des Diphtherietoxin-Testes festgestellt werden.

Der Test mit Diphtherietoxin wurde nur bei Meerschweinchen durchgeführt, die mit 4 iE ACTH „Ciba" s.c. vorbehandelt worden waren. In Abb. 6 sind die Veränderungen der Kernvolumenwerte bei verschiedenen Toxindosen dargestellt. Die erste Säulengruppe (*N*) des Diagramms zeigt die Kernvolumenwerte von Normaltieren und der mit 1 d.l.m., 5 d.l.m. und 50 d.l.m. Diphtherietoxin vergifteten Tiere 24 Std nach der Toxingabe. Die weiteren Säulengruppen des Diagramms geben die Kernmeßwerte 48, 96, 144 und 216 Std nach der initialen ACTH-Gabe des Grundversuches und jeweils 24 Std nach der Injektion der verschiedenen Toxindosen an.

Alle Tiergruppen des Grundversuches, die mit Diphtherietoxin getestet wurden, ließen eine signifikante Zunahme der Kernvolumina gegenüber den entsprechenden Kontrollwerten vermissen (Abb. 6). Abgesehen von der Versuchsgruppe der mit 5 d.l.m. vergifteten Tiere, die 48, 96 und 144 Std nach der ACTH-Gabe abge-

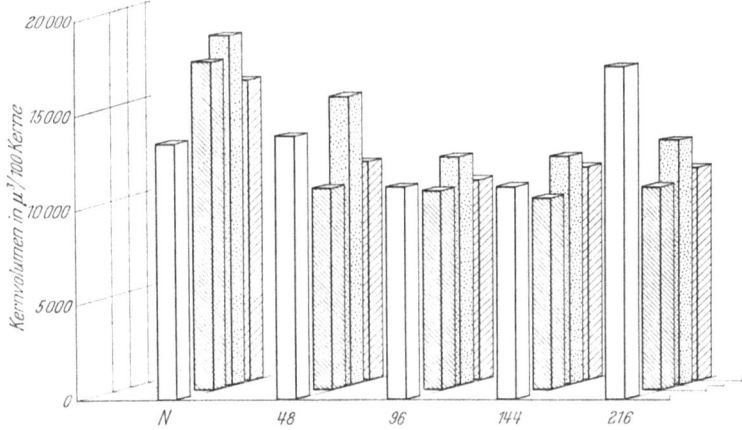

Abb. 6. Verhalten der Kernvolumina der Zellen der Zona fasciculata der Nebennierenrinde. *N* = Normaltiere; *48, 96, 144, 216* = Stunde des Abtötens nach einmaliger Zufuhr von 4 i.E. ACTH „CIBA" s.c. Weiße Säulen: Kontrolltiere; schraffierte Säulen: nach Vergiftung mit Di.Tox. s.c. 24 Std vor Versuchsende, eng schraffiert = mit 1 d.l.m., punktiert = mit 5 d.l.m., weit schraffiert = mit 50 d.l.m.

tötet wurden, waren alle Meßwerte der mit Diphtherietoxin behandelten Meerschweinchen niedriger als die der entsprechenden Kontrollen. Jedoch blieb auch bei diesen Tieren der Anstieg der Kernvolumina geringer als bei den absoluten Kontrollen.

Eine weitere Möglichkeit, das phasische Geschehen im Rahmen unseres Grundversuches zu analysieren, ergibt sich durch Prüfung der *Ansprechbarkeit* des Nebennierenrinden-Parenchyms auf eine zusätzliche ACTH-Gabe während der verschiedenen Phasen.

In Abb. 7 sind die Veränderungen der Kernvolumina der mit ACTH „Ciba" vorbehandelten und getesteten Versuchstiere dargestellt. Daraus ist ersichtlich, daß nicht vorbehandelte Normaltiere — wie schon früher gezeigt — auf eine ACTH-Injektion (4 iE) innerhalb von 24 Std mit einer Erhöhung des Kernvolumens auf $16238 \pm 870\ \mu^3$ antworteten. Bei den mit ACTH vorbehandelten Tieren hatte eine zweite ACTH-Gabe, d.h. der sog. ACTH-Test, während der Depressionsphase keine Erhöhung der Kernvolumina zur Folge. So ließ z.B. der ACTH-Test, der 144 Std nach der initialen ACTH-Gabe beendet war, einen Anstieg vermissen. Ähnlich verhielten sich die anderen Testgruppen zu den entsprechenden Kontrolltieren. Auffallend ist der Befund, daß 216 Std nach der initialen Hormongabe ebenfalls keine deutliche Differenz zwischen Testtieren (16619 ± 432 µ³) und Kontrolltieren (17640 ± 136 µ³) zu erkennen war, obwohl zu diesem Zeitpunkt normalerweise der „rebound" beginnt.

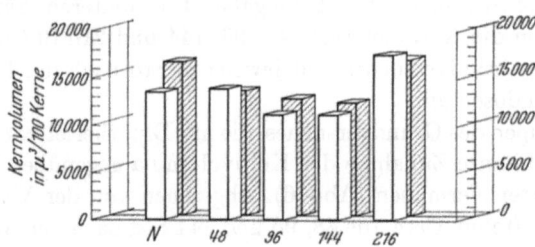

Abb. 7. Verhalten der Kernvolumina der Zellen der Zona fasciculata der Nebennierenrinde. N=Normaltiere; 48, 96, 144 und 216 = Stunde des Abtötens nach einmaliger Zufuhr von 4 iE ACTH „Ciba" s.c. Weiße Säulen: Kontrolltiere; Schraffierte Säulen: Nach Zufuhr von weiteren 4 iE ACTH „Ciba" s.c. jeweils 24 Std vor dem Tode

Die Kernmessung bei den mit ACTH „Hoechst" vorbehandelten und getesteten Tiergruppen ergab ein ähnliches Ergebnis wie die Behandlung mit ACTH „Ciba". Auch bei diesem ACTH-Präparat war ein wesentlicher Unterschied im Verhalten der Kernvolumina zwischen Testtieren und Kontrolltieren nicht festzustellen. Auffallend war nur der sehr geringe Kernmeßwert von 10399 ± 220 µ³ bei den 216 Std nach der initialen ACTH-Gabe abgetöteten Test-Tieren. Dieser war gegenüber dem Kernvolumen von 16940 ± 493 µ³ bei den gleichzeitig abgetöteten Kontrolltieren stark erniedrigt. Vermutlich handelt es sich um eine Tiergruppe, bei der das Reboundphänomen zu diesem Zeitpunkt noch nicht eingesetzt hatte.

Zusammenfassung. Nach einmaliger ACTH-Gabe spielen sich in der Nebennierenrindenstruktur Veränderungen ab, die auf einen Wechsel zwischen progressiver und regressiver Transformation hinweisen. Auch im Lipoidverhalten zeichnet sich eine besondere Unruhe ab, die offenbar durch die wechselnde ACTH-Stimulierung bedingt ist. Diese Befunde werden durch das Verhalten der Kernvolumina in der Zona fasciculata erhärtet. Parallel zum Anstieg der 17-OHCS-Ausscheidung zeigt das Kernvolumen in der Zona fasciculata zunächst eine initiale Zunahme. Kurz darauf erfolgt jedoch ein Abfall auf subnormale Werte, der der Phase niedriger 17-OHCS-Ausscheidung entspricht. Erst um den 9.—10. Tag steigt das Kernvolumen erneut an, und zwar zunächst über die Norm hinaus, um dann rasch auf Normalwerte einzupendeln. Die Anwendung des Diphtherietoxin-Testes ergibt, daß während der Depressionsphase, d.h. niedriger Kernvolumina, Nekrosen des Nebennierenrindenparenchyms nur abgeschwächt auslösbar sind und das Kernvolumen niedrig bleibt. Der ACTH-Test hat in der Depressionsphase keinen Anstieg der Kernvolumina zur Folge.

2. Verhalten der Kernvolumina der Schilddrüsenepithelien

In Zusammenhang mit den geschilderten Untersuchungen über das funktionelle und morphologische Verhalten der Nebennierenrinde nach einmaliger ACTH-Gabe erhob sich die Frage, ob Veränderungen im Bereich der corticotropen Partialfunktion des Hypophysenvorderlappens auf andere trope Partialfunktionen übergreifen können. Da nach den im Schrifttum vorliegenden Angaben besonders enge Beziehungen zwischen Nebennierenrinden- und Schilddrüsenfunktion bestehen, lag es nahe, den Grad der TSH-Stimulierung der Schilddrüse während des Grundversuches zu verfolgen. Als Indicator für die Beurteilung der thyreotropen Aktivität der Hypophyse hat sich neben der Epithelhöhe und Follikelgröße das Volumen der Schilddrüsenzellkerne bewährt (Literatur s. bei PALKOVITS 1963). Der Ausfall der TSH-Stimulierung des Schilddrüsenepithels, wie er z.B. nach Hypophysektomie oder nach Blockierung der thyreotropen Partialfunktion durch Zufuhr von Thyroxin gefunden wird, macht sich in einer Abnahme, die Steigerung der TSH-Stimulierung dagegen in einer Zunahme der Kernvolumina bemerkbar. Wie aus den Untersuchungen von KOCH (1958) hervorgeht, erfolgen die Kernvolumenveränderungen der Schilddrüse sehr schnell.

Wie aus Abb. 8 ersichtlich ist, wurden folgende Kerngrößen bei verschiedenem Stimulierungsgrad der Schilddrüse gefunden: Normaltiere zeigten ein durchschnittliches Kernvolumen von 8145 ± 188 μ^3/100 Kerne. Vier Wochen nach Hypophysektomie wurden 3925 ± 76 μ^3 und nach 14tägiger Zufuhr von täglich 0,1 mg Thyroxin s.c. 2422 ± 119 μ^3 gemessen. Zufuhr von 10 MSE TSH über 14 Tage hatte eine Kernvolumenzunahme auf 20253 ± 230 μ^3 zur Folge. Eine Abnahme der Kerngröße stellte sich nach längerer Behandlung mit ACTH und Cortison ein. So wurde nach 14tägiger Zufuhr von täglich 4 iE ACTH s.c. ein Kernvolumen von 4247 ± 140 μ^3/100 Kerne, nach 28tägiger Behandlung eine Kerngröße von 4097 ± 47 μ^3 festgestellt. Die ebenfalls 28tägige Behandlung mit 5 mg Cortison i.m./die ergab einen Kernmeßwert von 3850 ± 205 μ^3.

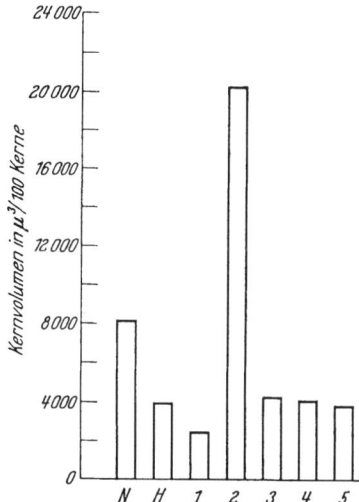

Abb. 8. Kernvolumina der Follikelepithelzellen der Schilddrüse. N=Normaltiere, H=hypophysenlose Tiere 4 Wochen nach Hypophysektomie, 1=nach 14tägiger Behandlung mit 0,1 mg Thyroxin s.c./die, 2=nach 14tägiger Behandlung mit 10 MSE TSH s.c./die, 3=nach 14tägiger Behandlung mit 4 iE ACTH s.c./die, 4=nach 28tägiger Behandlung mit 4 iE ACTH s.c./die, 5=nach 28tägiger Behandlung mit 5 mg Cortison i.m./die

Darüberhinaus wurde das Kernvolumen auch nach partieller Adrenalektomie verfolgt. 24 Std nach dem Eingriff wurde ein Kernvolumen von 7480 ± 877 μ^3 festgestellt.

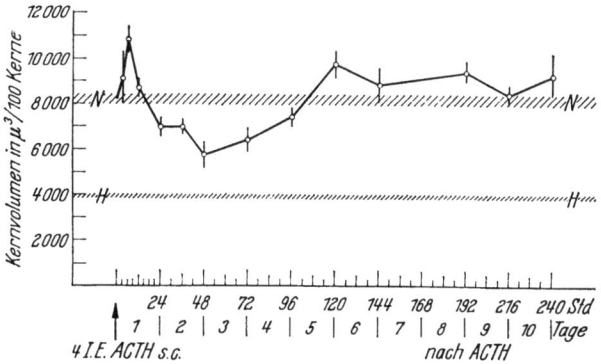

Abb. 9. Verhalten der Kernvolumina der Follikelepithelzellen der Schilddrüse nach einmaliger Gabe von 4 iE ACTH „Ciba" s.c. Schraffiert die Streubreite ($m \pm \varepsilon$) von Normaltieren (N) und hypophysenlosen Tieren (H). Die senkrechten Striche geben die Streubreite (ε) der einzelnen Meßwerte an

In Abb. 9 sind die Veränderungen der Kernvolumina während des Grundversuches nach einmaliger Zufuhr von ACTH „Ciba" dargestellt. Alsbald nach der Injektion nahm die Kerngröße gering zu und erreichte bereits nach 6 Std den höchsten Wert mit 10833 ± 567 μ^3. Danach begann das Kernvolumen abzunehmen und zeigte 12 Std nach der ACTH-Gabe mit 8690 ± 422 μ^3 praktisch den Ausgangswert. In der Folgezeit wurden subnormale Kernvolumenwerte gemessen und zwar 48 Std nach Versuchsbeginn das Minimum mit 5693 ± 549 μ^3. Anschließend nahmen die Kernvolumina erneut zu und befanden sich nach 96 Std mit 7410 ± 392 μ^3 etwa im Bereich des Normalniveaus, das in der Folge nur unbedeutend überschritten wurde (120 Std = 9710 ± 631 μ^3).

Nach ACTH „Hoechst" zeigten die Kernvolumina ähnliche Veränderungen. Auch hier wurde ein kurzfristiger Rückgang unter das Normalniveau gemessen, der 72 Std nach Versuchsbeginn sein Minimum erreichte. Während des anschließenden Zeitraumes lagen die Kernvolumina im Streubereich der Normalwerte.

Zusammenfassung. Nach einmaliger ACTH-Zufuhr werden charakteristische Schwankungen des Kernvolumens der Follikelepithelzellen der Schilddrüse gefunden. Innerhalb der ersten Stunden nach ACTH zeichnet sich eine geringfügige Zunahme der Kernvolumina ab. Es folgt ein Abfall auf subnormale Werte, der jedoch nur kurze Zeit bestehen bleibt. Danach bewegen sich die Kernvolumina um den Normalwert.

3. Verhalten der Kernvolumina der Leberparenchymzellen

Bekanntlich spielt die Leber im Stoffwechsel der Steroid- und Schilddrüsenhormone eine bedeutsame Rolle. Aus diesem Grunde lag es nahe zu untersuchen, inwieweit die hormonalen Änderungen während des Grundversuches ihren Niederschlag im strukturellen Verhalten der Leber finden. Auch hierbei wurde die Bestimmung der Kernvolumina der Leberparenchymzellen als ein recht empfindlicher Indicator für die Beanspruchung des Organs herangezogen (JACOBJ 1942).

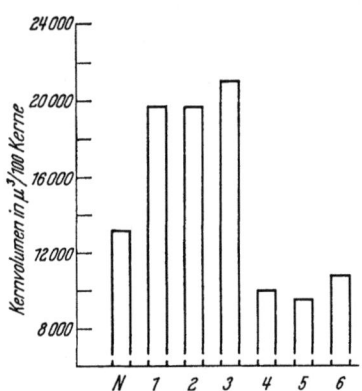

Abb. 10. Kernvolumen der Leberparenchymzellen. N=Normaltiere, 1=nach 14tägiger Behandlung mit 0,1 mg Thyroxin s.c./die, 2=nach 14tägiger Behandlung mit 10 MSE TSH s.c./die, 3=nach 14tägiger Behandlung mit 10 mg MTU i.p./die, 4=nach 14tägiger Behandlung mit 4 iE ACTH s.c./die, 5=nach 28tägiger Behandlung mit 4 iE ACTH s.c./die, 6=nach 28tägiger Behandlung mit 5 mg Cortison i.m./die

In Abb. 10 sind die notwendigen Vergleichswerte zusammengestellt. Bei unbehandelten, männlichen Meerschweinchen wurde ein durchschnittliches Kernvolumen von 13178 ± 554 μ^3 pro 100 Zellkerne gemessen. Eine Zunahme der Kernvolumina war nach Thyroxin festzustellen. Nach 14tägiger Behandlung mit 0,1 mg Thyroxin s.c./die wurde ein Kernvolumen von 19702 ± 1336 μ^3 gemessen. Ein ähnliches Ergebnis konnte nach 14tägiger Behandlung mit täglich 10 MSE TSH verzeichnet werden. Der hier gefundene Kernmeßwert betrug 19638 ± 1625 μ^3. Auch die Zufuhr von täglich 10 mg MTU i.p. (Methylthiouracil) über 14 Tage bewirkte eine Kerngrößenzunahme im Leberparenchym auf 20966 ± 776 μ^3. Längere Zufuhr von ACTH hatte dagegen eine Abnahme des Kernvolumens zur Folge. 14tägige Behandlung mit 4 iE ACTH s.c./die führte zu einem Kernvolumen von 9926 ± 191 μ^3, nach 28tägiger Behandlung wurden 9415 ± 491 μ^3 gemessen. Nach 28tägiger Zufuhr von täglich 5 mg Cortison i.m. betrug das Kernvolumen 10710 ± 135 μ^3/100 Kerne.

In Abb. 11 ist das Verhalten der Kernvolumina während des Grundversuches nach einmaliger Gabe von 4 iE ACTH „Ciba" dargestellt. Daraus ist ersichtlich, daß im Anschluß an die Hormongabe das Kernvolumen der Leberparenchymzellen absank. Nach 3 Std wurden $10669 \pm 490\ \mu^3$ erreicht, nach 6 Std schon das Minimum dieser initialen negativen Schwankung mit $10410 \pm 449\ \mu$. In den folgenden Stunden ergaben sich geringfügige Schwankungen (nach 48 Std $11644 \pm 372\ \mu^3$), das Kernvolumen blieb aber stets unter der Norm. In der 72. Std nach Versuchsbeginn wurde ein Kernvolumen von $10100 \pm 265\ \mu^3$ gemessen. Danach nahm die Kerngröße stetig zu und erreichte in der 144. Std nach ACTH mit $12229 \pm 278\ \mu^3$ fast den Streubereich des Normalwertes. 192 Std ($12558 \pm 594\ \mu^3$) und 216 Std ($12681 \pm 1016\ \mu^3$) post injectionem lagen die gemessenen Werte für die Kernvolumina der Leberparenchymzellen im Normalbereich.

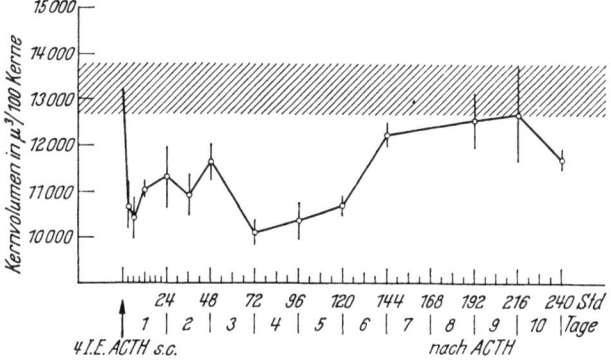

Abb. 11. Verhalten der Kernvolumina der Leberparenchymzellen nach einmaliger Gabe von 4 iE ACTH „Ciba" s.c. Schraffiert der Streubereich ($m \pm \varepsilon$) von Normaltieren. Die senkrechten Striche geben die Streubreite (ε) der einzelnen Meßwerte an

Die einmalige Gabe von 4 iE ACTH „Hoechst" hatte ähnliche Kernvolumenschwankungen zur Folge. Während sich hier in den ersten 6 Std die Kerngröße nur wenig änderte, wurde nach 12 Std mit $9930 \pm 439\ \mu^3/100$ Kerne ein stark erniedrigter Wert gefunden. Danach erfolgte ein kontinuierlicher Anstieg. Von der 72. Std an lagen fast alle folgenden Kernvolumenwerte mit unterschiedlich großen Schwankungen im Normalbereich.

Zusammenfassung. Die Kernvolumina der Leberparenchymzellen reagieren auf eine länger anhaltende Zufuhr von Thyroxin, TSH und MTU mit einer Zunahme, von ACTH und Cortison mit einer Abnahme. Im Grundversuch wird nach einmaliger ACTH-Gabe ein Abfall des Kernvolumens von mehrtägiger Dauer gefunden.

Besprechung der Befunde

1. Corticosteroidausscheidung

Es ist bekannt, daß als Folge der Hypophysektomie die Corticosteroidausscheidung im Harn absinkt. Dabei ist bemerkenswert, daß dieser Abfall auf subnormale Werte beim Meerschweinchen schon wenige Stunden nach dem Eingriff erfolgt (WINKLER u. Mitarb. 1962). Im Blut nehmen die Corticoide bereits 3 Std früher ab, wie aus dem Vergleich mit den Untersuchungen von GOOD und Mitarb. (1956) hervorgeht. Auch beim Menschen wurde die 3 Std-Differenz zwischen Corticosteroidspiegel im Blut und Harn beobachtet (DOE u. Mitarb. 1960).

Auffallend ist, daß die Corticosteroide in den ersten Tagen nach dem Eingriff in geringerer Menge gefunden werden als einige Wochen später (WINKLER u. Mitarb. 1962). Dies kann vielleicht mit einer Basisreaktion des Nebennierenrindenparenchyms erklärt werden, die erst einige Zeit nach der Operation voll in Gang kommt und anscheinend von der Steuerung des Hypophysenvorderlappens unabhängig ist. Für das Vorhandensein einer solchen Basisproduktion der Nebennierenrinde spricht, daß hypophysenlose Tiere unter optimalen Bedingungen am Leben gehalten werden können, die zusätzliche Entfernung der Nebennieren aber zum Tode führt.

Bei hormonaler Blockierung der ACTH-Ausschüttung aus dem Hypophysenvorderlappen kommt es ebenfalls zu einer raschen Verminderung der 17-OHCS-Ausscheidung im Harn. Es erwies sich, daß bereits eine einmalige Cortisongabe von 25 mg die corticotrope Partialfunktion des Hypophysenvorderlappens erheblich einschränkt. Diese Blockierung des ACTH-Ausstoßes hält längere Zeit an, eine kurzfristig überschießende Corticoidausscheidung leitet die Rückkehr zum normalen Verhalten ein. Überraschend sind auch hier die schon kurz nach der Ausschüttung der zugeführten Hormonmengen auftretenden, sehr niedrigen Ausscheidungswerte.

Bereits INGLE (1938) sowie INGLE u. Mitarb. (1937, 1938) zeigten, daß die langfristige Zufuhr von Rindenhormonen zu einer sog. kompensatorischen Atrophie der Nebennierenrinde führt. Die damit verbundene Insuffizienz des Hypophysenvorderlappen-Nebennierenrindensystems ist spontan reversibel. Dies kommt auch im Verhalten der Kernvolumina der Zona fasciculata der Nebennierenrinde (KRACHT 1958, 1959; HERRMANN und WINKLER 1958, 1959) und der 17-OHCS-Ausscheidung (HERRMANN und WINKLER 1958, 1959) zum Ausdruck.

Diese Wirkung der Rindenhormone auf die Nebennierenrinde wird mit einer Einschränkung der corticotropen Partialfunktion, d.h. des ACTH-Ausstoßes aus dem Hypophysenvorderlappen, erklärt (INGLE 1937; INGLE u. Mitarb. 1938; COURRIER 1945; TURNER 1948; SELYE 1950).

Besonders schnell und sicher ist die Einschränkung der corticotropen Partialfunktion des Hypophysenvorderlappens durch Zufuhr der neueren synthetischen Corticosteroide, wie z.B. Dexamethason, zu erreichen. Dies hat man sich zur Bestimmung des ACTH im Plasma zunutze gemacht (VAUBEL u. Mitarb. 1960). Die Blockierung durch Dexamethason ist wesentlich einfacher, aber genau so sicher wie der Eingriff der Hypophysektomie (RETIENNE u. Mitarb. 1961; PFEIFFER u. Mitarb. 1960).

Nicht ganz geklärt ist dagegen die Frage, ob darüberhinaus eine Direktwirkung der Rindenhormone auf die Nebennierenrinde besteht. INGLE (1938) lehnt auf Grund seiner Befunde eine Direktwirkung des Cortisons auf die Nebennierenrinde ab. Eine abweichende Auffassung vertritt OVERZIER (1951), der zeigen konnte, daß durch Desoxycorticosteronacetat die Atrophie der Nebennierenrinde nach Hypophysektomie verstärkt wird.

Umgekehrt haben zahllose Versuche erwiesen, daß ACTH-Zufuhr zu einer verstärkten Bildung und Ausschüttung der Rindenhormone führt. Schon wenige Minuten nach einer ACTH-Gabe steigt z.B. die Corticosteroidkonzentration im Plasma an, die, wie bereits erwähnt, 3 Std später im Harn als erhöhte Ausscheidung nachweisbar wird (DOE u. Mitarb. 1960). Jedoch bleibt eine verstärkte Corticoidsekretion nur vorübergehend bestehen. Da im allgemeinen die 17-OHCS im Plasma und Harn bei derartigen Untersuchungen nicht über 24 Std hinaus verfolgt wurden, blieb der nachfolgende Abfall unter die Norm meist unbeachtet.

Aus den Diagrammen von DYRENFURTH u. Mitarb. (1960) ist zu entnehmen, daß zwar subnormale Corticoidwerte im Harn beobachtet wurden, aber keine Aufmerksamkeit fanden. Nur GEYER (1960), der beim Menschen nach Abschluß einer längeren ACTH-Vorbehandlung die 17-OHCS-Ausscheidung über 5 Tage verfolgte, maß diesem Befund als einziger Bedeutung bei. Er erklärt diese Erscheinung als Folge der Blockierung des Hypophysenvorderlappens.

Die eigenen Untersuchungen zeigen, daß nach dem naturgemäß zu erwartenden Anstieg der 17-OHCS-Ausscheidung sehr rasch ein Abfall erfolgt. Schon 24 Std später beginnt eine längere Periode subnormaler Ausscheidung. Erst etwa am 9. Tag nach der ACTH-Zufuhr steigen die Corticosteroide im Harn erneut an. Nach vorübergehend erhöhter Ausscheidung der 17-OHCS werden Normalwerte gemessen.

Ein ähnliches Verhalten scheint auch bei der 17-Ketosteroidausscheidung des Meerschweinchens bei Stress-Situationen nach Untersuchungen von BROOKS, CLAYTON und HAMMANT (1960) vorzuliegen. So fand sich nach Formolgaben die Ausscheidung der Ketosteroide kurzfristig erhöht und danach für mehrere Tage auf subnormale Werte vermindert. Am 6. Tag nach dem Reiz war eine vorübergehende Erhöhung der Ausscheidung auf Werte festzustellen, die über der Norm lagen.

Aus diesen Befunden ergibt sich somit die Schlußfolgerung, daß eine einmalige ACTH-Gabe zu einer Verminderung der corticotropen Aktivität des Hypophysenvorderlappens führt. Um Aufschluß über den Grad dieser Hemmung zu bekommen, war zu prüfen, ob ein exogener Reiz, der normalerweise zu einer vermehrten ACTH-Ausschüttung führt, in der Lage ist, auch während der Depressionsphase eine erhöhte ACTH-Abgabe auszulösen. Dies ist beim Meerschweinchen mit Hilfe des Diphtherietoxin-Testes möglich, da durch die Vergiftung normalerweise die gewöhnliche Stressreaktion mit Ausschüttung von ACTH aus dem Hypophysenvorderlappen ausgelöst wird.

Es ist bekannt, daß Diphtherietoxin innerhalb 24 Std einen Anstieg der 17-OHCS-Ausscheidung bewirkt. Wie schon in vorangehenden Untersuchungen beschrieben (WINKLER u. Mitarb. 1962), tritt der Anstieg der Ausscheidung erst einige Stunden nach der Intoxikation auf. Die Neutralisierung des Toxins durch Antitoxin, innerhalb 1 Std nach Vergiftung gegeben, verhindert den Anstieg der 17-OHCS-Ausscheidung, zeigt also den spezifischen Zusammenhang zur Diphtherie-Vergiftung. Das relativ späte Ansteigen der 17-OHCS im Harn läßt sich durch die bei der Diphtherietoxin-Vergiftung zu beobachtende symptomlose Latenzzeit erklären. Bei hypophysenlosen Tieren bleibt der Anstieg der 17-OHCS-Ausscheidung aus, wodurch der Beweis der ACTH-Abhängigkeit erbracht ist. Hier wurden sogar noch geringere Ausscheidungswerte beobachtet als nach alleiniger Hypophysektomie. Möglicherweise ist dieses Verhalten Ausdruck einer vermehrten Utilisation der Rindenhormone in der Peripherie, jedoch bedarf es zur Abklärung noch weiterer Untersuchungen.

Der Diphtherietoxin-Test bewirkte, wie beschrieben, während der Depressionsphase des Grundversuches keine vermehrte 17-OHCS-Ausscheidung. Daraus kann geschlossen werden, daß die nach der einmaligen ACTH-Gabe erfolgende Hemmung der corticotropen Partialfunktion so stark ist, daß Diphtherietoxin in der angewandten Dosis nicht mehr zu einer meßbaren Erhöhung der Ausscheidung führt.

Ebenso wichtig schien die Klärung der Frage, ob während der Depressionsphase das Nebennierenrindengewebe eine herabgesetzte Ansprechbarkeit gegenüber

ACTH aufweist. Dies ist mit dem ACTH-Test möglich, der normalerweise eine Erhöhung der 17-OHCS-Ausscheidung hervorruft. Wie gezeigt werden konnte, löste auch der ACTH-Test während der Depressionsphase des Grundversuches keine erhöhte Corticosteroidausscheidung aus.

Nach INGLE 1942a, b; YUDAEV und AFINOGENOVA 1960; SACHAZKAJA 1960, nimmt die Ansprechbarkeit der Nebennierenrinde auf ACTH mit zunehmendem Abstand zur Hypophysektomie sehr schnell ab, so daß schon 24 Std nach der Operation erheblich größere ACTH-Mengen angewendet werden müssen, um einen Corticosteroidausstoß bestimmter Größe zu erzielen. DEAR und GUILLEMIN (1960) konnten zeigen, daß nicht nur nach Hypophysektomie, sondern auch nach Läsionen im Hypothalamus die Ansprechbarkeit der Nebennierenrinde auf ACTH schnell abnimmt.

Die mangelnde Erhöhung der 17-OHCS-Ausscheidung auch nach den ACTH-Testgaben während der Depressionsphase des Grundversuches weist somit darauf hin, daß entweder das Nebennierenrindenparenchym nicht zur Corticoidsynthese in der Lage oder die Menge der zur Verfügung stehenden Vorstufen nicht ausreichend ist. Für die unzureichende Reaktionsfähigkeit des Systems während der Depressionsphase muß daher ein Zusammenwirken sowohl der Blockierung der corticotropen Partialfunktion des Hypophysenvorderlappen-Nebennierenrindensystems als auch der verminderten Ansprechbarkeit der Nebennierenrinde selbst angenommen werden.

Untersuchungen, die in unmittelbarer Beziehung zu den hier diskutierten Fragen stehen, liegen im Schrifttum nur in geringer Anzahl vor. Im eigenen Arbeitskreis konnte gezeigt werden, daß nach Abschluß einer langfristigen Cortisonvorbehandlung, d.h. im Stadium der iatrogenen Nebennierenrindeninsuffizienz, ACTH und Diphtherietoxin keine Erhöhung der 17-OHCS-Ausscheidung hervorrufen können (HERRMANN und WINKLER 1959, 1962; HERRMANN, THOMSEN und WINKLER 1964). Nach alleiniger langfristiger ACTH-Behandlung stehen solche zusätzlichen Untersuchungen der Funktionsbereitschaft des Hypophysenvorderlappen-Nebennierenrindensystems noch aus. Für die kombinierte langfristige Zufuhr von ACTH und Cortison und deren Folgeperiode konnte im Diphtherietoxin-Test das Nichtansprechen des Hypophysenvorderlappen-Nebennierenrindensystems experimentell belegt werden (HERRMANN u. Mitarb. 1964).

Zusammen mit WINKLER (1966, 1967) konnten wir zeigen, daß sich die Depressionsphase nach einmaliger ACTH-Gabe auch in der Corticosteroidausscheidung beim Menschen nachweisen läßt. Bei sechs Patienten wurde nach Infusion von 40 iE ACTH über 8 Std die Corticosteroidausscheidung 12 Tage lang verfolgt. In allen Fällen fand sich nach dem bekannten kurzfristigen Anstieg der 17-OHCS-Ausscheidung ein lang anhaltender Abfall auf subnormale Werte, die erst am 9.—10. Tag nach der Injektion kurzfristig überschießend auf das Normalniveau einpendelten.

Beim Menschen ist das Verhalten der Corticosteroidausscheidung nach längerer und mehrmaliger ACTH-Vorbehandlung öfter untersucht worden. Überwiegend wurde eine subnormale Ausscheidung, die über sehr unterschiedliche Zeiträume verfolgt wurde, festgestellt (CARREON u. Mitarb. 1960; CRABBÉ und MEAKIN 1961; GEYER 1960). Untersuchungen über die Reaktionsfähigkeit der Nebennierenrinde und des Hypophysenvorderlappen-Nebennierenrindensystems wurden ebenfalls vorgenommen. Für die Funktionsprüfung der Nebennierenrinde war beim Menschen naturgemäß nur der ACTH-Test anwendbar. Dieser wurde, wie zu erwarten, in den ersten Tagen nach Behandlungsende positiv, da ja eine voll stimulierte

Nebennierenrinde vorhanden war (CARREON u. Mitarb. 1960; CRABBÉ u. Mitarb. 1961). In der Folgezeit nahm jedoch die Corticosteroidausschüttung im ACTH-Test, gemessen an Plasma- und Harn-17-OHCS, gegenüber dem normalerweise zu beobachtenden Anstieg stark ab, bis schließlich der Test negativ wurde (CARREON u. Mitarb. 1960).

Von PLAGER und CUSHMAN (1962) wurden Untersuchungen beim Menschen veröffentlicht, in denen gezeigt werden konnte, daß nach ACTH- und Cortisolzufuhr die ACTH-Ausschüttung aus dem Hypophysenvorderlappen vermindert war und das System keine Antwort auf die Gabe von SU 4885 (Metopiron) gab. In einer neueren Arbeit (PLAGER u. Mitarb. 1963) wurde mit einer ähnlichen Versuchsanordnung, wie sie von uns 1962 vorgetragen worden war (HERRMANN 1963), die Ansprechbarkeit des Hypothalamus-Hypophysenvorderlappen-Nebennierenrindensystems nach ACTH- und Cortisonbehandlung am Hund überprüft. Nach kurzfristiger ACTH- (5 Tage 2×15 iE ACTH/die i.m.) und Cortisonzufuhr (5 Tage 30 mg Cortison per os/die) wurde beim Hund eine Belastung mit Escherichia coli Endotoxin durchgeführt. Es wurde eine stark abgeschwächte Reaktion auf das Toxin nach der Hormonzufuhr festgestellt, ein Ergebnis, das unseren Befunden entspricht.

2. Nebennierenrindenhistologie einschließlich Kernvolumen

Es bleibt nunmehr die Aufgabe, die Befunde über die Hormonausscheidung in Beziehung zum morphologischen Verhalten der Nebennierenrinde zu setzen. Bekanntlich ist die Struktur der Nebennierenrinde, insbesondere die Zonierung und das Lipoidverhalten, Ausdruck der jeweiligen ACTH-Stimulierung. Es ist verständlich, daß Veränderungen der Nebennierenrindenstruktur in Extremsituationen der ACTH-Stimulierung am stärksten zum Ausdruck gelangen. Solche Situationen sind einerseits die totale Ausschaltung der ACTH-Quelle durch Hypophysektomie und andererseits die Zufuhr von ACTH über einen längeren Zeitraum. Der sich nach Hypophysektomie einstellende Zustand der strukturellen Rückbildung, die sog. „regressive Transformation", ist nach länger währender Cortisonzufuhr in gleicher Weise zu beobachten.

Nach SCHWEIZER und LONG (1950) ist bei normalen männlichen Meerschweinchen eine breite Zone sudanophiler Substanzen anzutreffen, die etwa 60—80% der gesamten Rindenbreite einnimmt. Dieser Anteil wird etwa 4 Wochen nach Hypophysektomie auf ca. 30% verringert; die sudanophile Zone beschränkt sich nun auf die nur noch sehr schmale Fasciculata. Geht man davon aus, daß die Fasciculata der für die Produktion der Glucocorticoide wesentlichste Anteil des Rindenparenchyms ist, so kann man die Einschränkung des aktiven Rindenanteils als erheblich bezeichnen.

Nach länger währender ACTH-Zufuhr stellt sich die sog. „progressive Transformation" des Rindenparenchyms ein, ein Zustand, der sich auch bei allen Stress-Situationen infolge der vermehrten ACTH-Ausschüttung findet. Voraussetzung ist lediglich, daß der stressauslösende Reiz von entsprechender Stärke und Dauer ist.

Scharlachrot- und sudanschwarzfärbbare Substanzen erscheinen nach längerer Behandlung gleichmäßig, feintropfig, aber im ganzen relativ spärlich auf alle Zonen verteilt, ebenso sind die doppelbrechenden Substanzen in fein kristalliner Form in allen Zonen zu finden. Die von SYMINGTON (1962) sowie GRIFFITHS, GRANT und SYMINGTON (1963) beschriebenen Veränderungen an der menschlichen Nebenniere zeigen ein entsprechendes Verhalten der Zonen nach Stress bzw. Stimulierung durch exogenes ACTH. SYMINGTON hebt hervor, daß die Glomerulosa nicht überall gleichmäßig ausgeprägt ist, aus den Diagrammen von GRIFFITHS u. Mitarb. ist eine deutliche Einbeziehung der Glomerulosa in den Ausdehnungsbereich der Fasciculata ersichtlich.

Die von uns an Hand der 17-OHCS beobachteten funktionellen Umstellungen des Rindenorgans laufen relativ schnell ab und lassen tiefgreifende strukturelle Umbauten nicht erwarten, da z. B. die volle Ausprägung der regressiven Transformation nach Hypophysektomie immerhin rund 4 Wochen beansprucht. Jedoch konnte während des Grundversuches beobachtet werden, daß sich nach vorübergehender Tendenz zur progressiven Transformation ein Wandel in Richtung auf die regressive Transformation abzeichnete, die gegen Ende der Beobachtungsperiode in eine Normalisierung überging. Diese Veränderungen ließen eine gewisse zeitliche Zuordnung zum Verlauf der 17-OHCS-Ausscheidung erkennen.

Genaueren Einblick ergab das Verhalten der Zellkernvolumina in der Zona fasciculata, ein rasch reagierendes und objektiv meßbares Kriterium morphologischer Veränderungen in der Nebennierenrinde.

Boguth, Langendorff und Tonutti (1951) konnten in ihren Untersuchungen zeigen, daß dem Eintritt der regressiven Transformation der Nebennierenrinde nach Hypophysektomie eine Abnahme des Kernvolumens entspricht, umgekehrt die ACTH-Stimulierung von einer Zunahme des Kernvolumens gefolgt ist. Diese Befunde konnten von Kracht u.a., sowie in eigenen Untersuchungen (Winkler u. Mitarb. 1962; Herrmann und Winkler 1959) bestätigt werden. Dabei stellte sich heraus, daß die Kerngröße sehr rasch den Veränderungen des Stimulierungsgrades der Nebennierenrinde folgt und eine Übereinstimmung zur 17-OHCS-Ausscheidung aufweist.

Beobachtungen über Gewichtsveränderungen der Nebennierenrinde entsprechend der Funktion der corticotropen Partialfunktion des Hypophysenvorderlappens spielten früher eine große Rolle. So wurden Gewichtsabnahmen nach Hypophysektomie (P. E. Smith 1920; Richter und Wislocki 1930; Atwell 1932; Deane und Greep 1946) und Cortisongaben (Ingle u. Mitarb. 1937, Bennett 1940) beschrieben. In Übereinstimmung mit Kracht (1959) möchten wir jedoch die Messung des Kernvolumens als aussagekräftigeres Kriterium ansehen.

Setzt man die Befunde über die Kernvolumina in Beziehung zu den Ergebnissen der 17-OHCS-Ausscheidung nach einmaliger ACTH-Gabe, so ergibt sich ein weitgehend parallel laufendes Verhalten. Unmittelbar nach der Injektion findet sich eine hohe 17-OHCS-Ausscheidung und ein entsprechend hohes Kernvolumen. Die ACTH-Gabe und die daraus resultierende Corticosteroidausschüttung der Nebennierenrinde führen zusammen zu erheblichen Eingriffen in die homöostatische Regulation der Hypophysenvorderlappenfunktion. Beide Faktoren beeinflussen offenbar die corticotrope Partialfunktion des Hypophysenvorderlappens im Sinne einer Blockierung. Als Folge davon stellt sich eine schnelle Abnahme des Kernvolumens und zugleich auch der 17-OHCS-Ausscheidung ein. Erst langsam spielt sich der normale Regulationsmechanismus ein. Beim Wiederingangkommen der ACTH-Produktion und -Ausschüttung kommt es zunächst zu einer kurzfristigen überschießenden Zunahme der Kernvolumina und der Corticosteroidausscheidung. Erst danach erfolgt die Rückkehr zur Norm.

Ein ähnliches Verhalten konnte schon früher im Verlauf der Kernvolumenkurve nach langfristiger Cortisonvorbehandlung (Herrmann und Winkler 1959) festgestellt werden. Auch die einmalige Cortisongabe hat ähnliche Verhältnisse zur Folge. Eine *langfristige* ACTH-Zufuhr hat nach Absetzen der Behandlung gleichfalls einen Abfall der Kernvolumenwerte der Zona fasciculata infolge Ausfalls der corticotropen Partialfunktion der Hypophyse zur Folge. Die Dauer des Rückganges der Kerngröße nach ACTH-Gaben wird entscheidend von der Länge der Vorbehandlung beeinflußt (HERRMANN und WINKLER 1962; HERRMANN, THOMSEN und RENTSCH 1964).

Als Beispiel einer scheinbaren Divergenz von Kerngröße und 17-OHCS-Ausscheidung sollen hier die Verhältnisse nach partieller Adrenalektomie angeführt werden. Die $^3/_4$-Resektion der Nebenniere hat auf Grund des Parenchymverlustes und dem damit verbundenen akuten Mangel an Corticosteroiden in der Peripherie eine erhöhte ACTH-Ausschüttung des Hypophysenvorderlappens zur Folge. Dies zeigt sich in einer raschen Zunahme der Kernvolumina im Restparenchym. Schon 24 Std nach dem Eingriff sind die Kernvolumina stark vergrößert (ca. 16700 μ^3), 96 Std nach der Operation werden exzessiv hohe Werte gemessen (ca. 23800 μ^3). Wie bei LITTMANN (1962) ausgeführt, geht diesen hohen Kernvolumenwerten keineswegs eine erhöhte 17-OHCS-Ausscheidung parallel, es werden im Gegenteil subnormale Ausscheidungswerte gefunden. Es kann wohl angenommen werden, daß selbst bei großer Produktionskapazität der Einzelzelle die geringe Zellzahl des Restparenchyms nicht in der Lage ist, eine normale Produktion an Corticosteroiden zu gewährleisten. Darüberhinaus besteht die Möglichkeit, daß die hohen Kernvolumina Ausdruck bevorstehender Zellteilungen sind und die Zellen in diesem Stadium nicht zur speziellen Leistung der Corticosteroidsynthese fähig sind. Erst wenn die überhöhten Kernvolumina wieder zurückgehen und im Bereich der nach ACTH-Stimulierung (ca. 16300 μ) gemessenen Werte angelangt sind, ist nach den Befunden von HAEUBER (1965) mit einem Anstieg der Corticosteroidausscheidung und damit dem Ende der Phase der subnormalen 17-OHCS-Ausscheidung nach $^3/_4$-Resektion der Nebenniere zu rechnen. Wahrscheinlich hängt dies damit zusammen, daß inzwischen der Aufbau einer genügend großen Parenchymmenge beendet und die Zahl der Zellteilungsvorgänge erheblich vermindert ist. Damit stehen wieder ausreichend Zellen für die Corticosteroidsynthese zur Verfügung.

Auch der Ausfall des Diphtherietoxin-Testes während der Phase niedriger 17-OHCS-Ausscheidung und kleiner Kernvolumina läßt den Schluß auf eine verminderte ACTH-Abgabe aus dem Hypophysenvorderlappen zu. Die hämorrhagische Nekrose der Nebennierenrinde blieb entweder ganz aus oder trat stark abgeschwächt auf. Auch war keine Erhöhung der Kernvolumina und der 17-OHCS-Ausscheidung festzustellen.

Wie schon von vielen Untersuchern und auch in eigenen Versuchsanordnungen beobachtet und beschrieben, ist mit der 12. Std nach der Vergiftung beginnend (TONUTTI 1953; WINKLER u. Mitarb. 1962), eine nach und nach zunehmende Hämorrhagie mit folgender Nekrose des Parenchyms zu beobachten (PETTIT 1896a, b; DUBOIS 1896a, b; BOGOMOLEZ 1905; BEHRING 1908; SINIBALDI 1907; MOLTSCHANOW 1909; TONUTTI 1941, 1942, 1949a, b, 1953; LIEDEGOTT 1944; SADOWNIKOW 1949). TONUTTI (1949, 1953) konnte in ausführlichen Untersuchungen darlegen, daß diese Nekrosen nach Hypophysektomie ausbleiben und daß ihr Auftreten an die fortlaufende Stimulierung des Rindengewebes mit ACTH gebunden ist. Auf dieses Verhalten gründet sich die Verwendbarkeit des Diphtherietoxins für die Erfassung einer ACTH-Ausschüttung aus dem Hypophysenvorderlappen.

Auch bei isolierter Ausschaltung der corticotropen Partialfunktion des Hypophysenvorderlappens durch langfristige Cortisonvorbehandlung konnte nachgewiesen werden, daß nach Abschluß der Hormonbehandlung innerhalb eines gewissen Zeitraumes die Diphtherietoxin-Vergiftung nicht durch eine ACTH-Ausschüttung mit nachfolgender Kernvolumenzunahme oder einer hämorrhagischen Nekrose beantwortet wird (HERRMANN und WINKLER 1959). HOEDE (1956) konnte nachweisen, daß das Ausmaß der Blockierung der ACTH-Ausschüttung von der Dauer der Vorbehandlung und somit auch der zugeführten Dosis abhängig ist.

Die Prüfung der Ansprechbarkeit der Nebennierenrinde während der Depressionsphase mit dem sog. ACTH-Test hat gezeigt, daß mit der angewandten Dosis von 4 iE ACTH ebenfalls kein Anstieg der 17-OHCS-Ausscheidung und des Kernvolumens zu erzielen ist.

Wie bereits S. 28 dargelegt, nimmt die Ansprechbarkeit der Nebennierenrinde auf ACTH nach Ausfall der corticotropen Partialfunktion sehr schnell ab. Damit kann unsere Beobachtung hinreichend erklärt werden.

Aus den Versuchen ergibt sich somit, daß die corticotrope Partialfunktion eine erhebliche Einschränkung während der Depressionsphase nach einmaliger ACTH-Zufuhr erfährt. Der ACTH-Test zeigt aber, daß auch die Ansprechbarkeit der Nebennierenrinde erheblich abnimmt. Die Frage, wo die exogene Hormongabe in das fein abgestimmte System der homöostatischen Regulation eingreift, d.h. an welcher Stelle die ACTH-Ausschüttung blockiert wird, muß zur Zeit offenbleiben. Während man bisher annahm, daß die Blockierung im Hypophysenvorderlappen selbst erfolgt, sprechen neuere Befunde (KENDALL u. Mitarb. 1964) für einen Eingriff im Bereich der hypothalamischen Zentren, der sekundär zu einer Einschränkung der corticotropen Partialfunktion der Adenohypophyse führt. Die eigene Versuchsanordnung läßt keine Klärung dieser Frage zu.

3. Schilddrüsenhistologie

Im Rahmen der eingangs gestellten Frage, ob Änderungen im corticotropen Sektor der Hypophysenfunktion auch Veränderungen in anderen glandotropen Partialfunktionen nach sich ziehen, wurde die thyreotrope Partialfunktion überprüft. Dazu ist im einzelnen folgendes anzuführen:

Nach Hypophysektomie tritt, wie bekannt, eine Vergrößerung der Schilddrüsenfollikel mit starker Kolloidfüllung auf (HOUSSAY u. Mitarb. 1931a, b; ADAMS 1933; LOESER 1936; HOFFMANN 1941). Außerdem gehen Zellhöhe und Kernvolumen zurück. Alle diese Veränderungen sind auf den Ausfall der thyreotropen Partialfunktion des Hypophysenvorderlappens, d.h. der Sekretion von TSH, zurückzuführen. Umgekehrt findet man nach TSH-Stimulierung eine Verringerung der Follikelgröße sowie Verflüssigung und Abnahme des Kolloids, begleitet von einer starken Zunahme der Epithelhöhe und des Kernvolumens (ARON 1929, 1930; LOEB und BASSETT 1929; JANSSEN und LOESER 1931; ANDERSON und COLLIP 1932; HOUSSAY u. Mitarb. 1932a, b, c; OKKELS 1934, 1937; LOESER 1936; PONSE 1938; LUDWIG 1950; KRACHT und BANSI 1951; KRACHT und KRACHT 1952; HERRMANN 1963).

Die Steuerung des Systems Hypophysenvorderlappen-Schilddrüse ist in ähnlicher Weise wie das System Hypophysenvorderlappen-Nebennierenrinde einem homöostatischen Regulationsprinzip unterworfen (s. BROWN-GRANT 1960; REINWEIN 1963). Die Konzentration der Schilddrüsenhormone bestimmt das Ausmaß der TSH-Sekretion. Die langfristige Zufuhr von Thyroxin führt aus diesem Grunde zu einer Einschränkung der Schilddrüsentätigkeit, da ein hoher Plasmagehalt an Thyroxin die Bildung von TSH und dessen Ausschüttung aus dem Hypophysenvorderlappen bremst. Nach längerer Thyroxinbehandlung wurden Veränderungen der Schilddrüse gefunden, wie sie für den Zustand nach Hypophysektomie beschrieben werden (Literatur s. bei CAMERON und CARMICHAEL 1951; TONUTTI 1955; HERRMANN 1963). Die Follikel waren größer als normal, prall mit Kolloid gefüllt, das Epithel niedrig; gleichzeitig fand sich ein stark vermindertes Kernvolumen. Bei unseren Ergebnissen ist bemerkenswert, daß die Reduktion des Kernvolumens nach Thyroxin wesentlich stärker ausgeprägt ist als nach Hypophysektomie.

Bei der Hypophysektomie kann ein kleiner Anteil des adenohypophysären Gewebes, der der pars infundibularis angehört, aus anatomischen Gründen nicht entfernt werden. Vielleicht produziert dieser zurückbleibende Teil der pars infundibularis geringe Mengen von TSH, so daß die Kernvolumina keine maximale Rückbildung erfahren. Bei der Blockierung des Systems Hypothalamus-Hypophyse durch Thyroxin wird aber sicher auch dieser Hypophysenanteil mitbetroffen, soweit er an der TSH-Bildung beteiligt ist. Möglicherweise ist damit das nach Thyroxinbehandlung gefundene, im Vergleich zu den nach Hypophysektomie beobachteten Werten, besonders niedrige Kernvolumen zu erklären.

Nach ACTH und Cortison wird eine Einschränkung der Schilddrüsenfunktion, gemessen an der Verminderung der Jodidaufnahme in die Schilddrüse, beschrieben (FREDRICKSON u. Mitarb. 1952; ZINGG und PERRY 1953; HILLMANN 1961).

INGBAR und FREINKEL (1955, 1956) konnten zeigen, daß nach Zufuhr von Cortison die Freisetzung von Schilddrüsenhormonen erheblich reduziert war. Sie schlossen daraus, daß Cortison und ACTH die TSH-Produktion unterdrücken. In ähnlicher Weise erklärt NOTTER (1962) seine Befunde, daß nach ACTH die Aufnahme von Jodid J^{131} in die Schilddrüse behindert war.

Verschiedene Untersucher kommen jedoch zu der Auffassung, daß Cortison ohne Einfluß auf die J^{131}-Aufnahme und die durch TSH ausgelöste Morphokinese der Schilddrüse ist (O'NEAL und HEINBECKER 1953a, b; HALMI u. Mitarb. 1953).

Die eigenen Versuche ergaben nach ACTH und nach Cortison eine eindeutige Verminderung der Kernvolumina. So fand sich z. B. nach langfristiger Cortison- oder ACTH-Behandlung eine Reduktion der Kernvolumina auf rund 50% der Norm. Dies entspricht Werten, wie sie nach Hypophysektomie oder auch nach längerer Thyroxinbehandlung gefunden werden. Da die Kernvolumina in direkter Abhängigkeit von der TSH-Stimulierung stehen, kann daraus mit großer Sicherheit auf eine verminderte TSH-Ausschüttung aus dem Hypophysenvorderlappen geschlossen werden.

Von besonderer Bedeutung ist die Frage, wie sich das Kernvolumen der Schilddrüse bei Stress-Situationen verhält. Bei Ratten und Kaninchen konnten BROWN-GRANT u. Mitarb. (1954) und BROWN-GRANT (1956) zeigen, daß die Anwendung von Geräuschen und Adrenalin als Stressoren zu einer Verminderung der Schilddrüsenaktivität, beurteilt an der Freisetzung von J^{131} aus der Schilddrüse, führt. Das gleiche wurde später auch von BROWN-GRANT und PETHES (1960) für das Meerschweinchen nachgewiesen.

BROWN-GRANT deutet dieses Ergebnis als Folge der verminderten TSH-Produktion, ausgelöst durch die erhöhte ACTH-Ausschüttung (shift — SELYE 1950) während der Stress-Situation. Diese Erklärung ist einleuchtend, da die bisherigen Untersuchungen (DHOM 1963) zur Annahme einer TSH- und ACTH-Produktion in einem einheitlichen Zellsystem geführt haben. Es wäre somit ein Ausstoß nach einer durch den Bedarf regulierten Produktionsteilung anzunehmen (TONUTTI 1944, 1945; SELYE 1950; FORTIER 1951; KRACHT und SPAETHE 1953a, b, c). Dieser Rückgang scheint jedoch nicht an die Steroidproduktion der Nebennierenrinde gebunden zu sein. Er tritt auch nach Adrenalektomie und der damit verbundenen ACTH-Ausschüttung auf (BROWN-GRANT u. Mitarb. 1954a, b). Eigene Versuche führten zum gleichen Ergebnis.

Auch im Rahmen des Grundversuches, d.h. nach einmaliger Verabreichung von ACTH, ließ sich ein Rückgang der Kernvolumina der Follikelzellen, wenn auch in begrenztem Umfang, statistisch sichern. Das Kernvolumen steigt zunächst kurzfristig nach der ACTH-Gabe an, um dann auf subnormale Werte abzufallen. Jedoch findet sich bereits 96—120 Std nach Versuchsbeginn eine Rückkehr des Kernvolumens der Follikelepithelien zur Norm. Es kommt in angedeuteter Form ein ähnliches Verhalten zustande wie das Reboundphänomen an der Nebennierenrinde. Daraus wird ersichtlich, daß eine einmalige ACTH-Injektion (große Dosis) den Anstoß zu einer kurzdauernden Veränderung im Bereich der thyreotropen Partialfunktion gibt. Jedoch ist bemerkenswert, daß die Normalisierung etwa 4 Tage früher als im corticotropen Sektor einsetzt. Auch im thyreotropen Sektor läßt sich somit eine Depressionsphase feststellen, die jedoch nur halb solange dauert wie die im corticotropen Sektor.

Von möglichen Verunreinigungen des Präparates abgesehen, kann die Erklärung dieser Erscheinung im Augenblick nur hypothetisch sein. Wahrscheinlich blockiert die massive ACTH-Zufuhr rasch die ACTH-Bildung, während entsprechend dem shift-Prinzip (SELYE 1950) der TSH-Ausstoß, wie aus dem erhöhten Kernvolumen abzulesen, ganz vorübergehend verstärkt ist. Die dadurch ausgelöste vermehrte Thyroxinproduktion führt ihrerseits wiederum zu einer Dämpfung der thyreotropen Partialfunktion. Das hat schließlich den nachfolgenden Rückgang der Kernvolumina zur Folge. Diese Depression der thyreotropen Funktion wird abgelöst durch ein flüchtiges Reboundphänomen, das sodann zur Normalisierung überleitet. Übrigens hat auch D'ANGELO in verschiedenen Versuchen zeigen können, daß im System Hypophysenvorderlappen-Schilddrüse ein ähnliches Reboundphänomen auszulösen ist wie im System Hypophysenvorderlappen-Nebennierenrinde [1].

4. Leber

Schwierig zu deuten sind die Kernvolumenveränderungen in der Leber. Von den vielfältigen Aufgaben dieses Organs ist für unsere Erörterungen seine Rolle im Stoffwechsel der Steroidhormone von besonderer Bedeutung. In der Leber findet der Abbau der freien 17-OHCS (MEIGS und ENGEL 1961; STEENBURG u. Mitarb. 1960), sowie die Konjugierung der Abbauprodukte mit Glucuronsäure statt (STEVENS u. Mitarb. 1961; MEIGS und ENGEL 1961).

Normalerweise werden von der Leber nur 20% des hindurchgeschickten freien Cortisols wieder abgegeben, der Rest wird abgebaut oder an Glucuronsäure gebunden (HECHTER u. Mitarb. 1953).

Widersprüchliche Angaben liegen bezüglich eines etwaigen Einflusses von ACTH auf den Corticosteroidabbau in der Leber vor. Während nach URQUHART u. Mitarb. (1959); McGUIRE und TOMKINS (1959); MELBY u. Mitarb. (1960) ACTH ohne Einfluß auf die Corticosteroidabbaurate in der Leber ist, kann nach BERLINER und DOUGHERTY (1961) ACTH die Abbaurate von Cortisol in der Leber verringern.

Eine Steigerung oder eine Verminderung dieser Vorgänge vermag entscheidend in die homöostatische Regulation des Hypophysenvorderlappen-Nebennierenrindensystems einzugreifen. Auch die Bereitstellung verschiedener Arten von Transporteiweiß für die Hormone, die als Transcortin für den Cortisoltransport und als T.B.G. = Thyroxin-bindendes Globulin sowie T.B.P.A. = Thyroxin-

---

[1] Siehe a. STUDER, H., and M. A. GREER, Endocrinology 80, 52—60 (1967).

bindendes Präalbumin eine wesentliche Rolle für die Hormonwirkung spielen, gehört mit zu den Aufgaben der Leber (BENNHOLD 1963). Bindung und Freisetzung der Hormone sind nicht nur wesentliche Faktoren für ihre Wirkung in der Peripherie, sondern auch für das Spiel der Regulationsmechanismen der Hormonbildung. Somit ergibt sich ein zweiter Weg, auf dem die Leber in die Homöostase eingreifen kann.

Zu dem in der vorliegenden Untersuchung verwendeten Kriterium der Größe der Leberzellkerne ist folgendes zu sagen: Die Zu- und Abnahme der Kernvolumina der Leberzellen, die unter verschiedenen Versuchsbedingungen nachweisbar ist, läßt keinen Schluß zu, auf welche der vielfältigen Partialfunktionen der Leber diese Veränderungen zu beziehen sind. Die Kernvolumenzunahme kann daher im Falle der Leber lediglich eine Auskunft über eine an die Leber gestellte „Anforderung" geben.

Nach JACOBJ (1925, 1942) und MÜNZER (1923, 1925) ist die Veränderung des Kernvolumens der Leber auch als Folge des Stoffwechselangebotes aufzufassen. JACOBJ (1942) konnte unter verschiedenen Ernährungsbedingungen deutliche Kernklassenverschiebungen im Leberläppchen im Sinne des „rhythmischen Wachstums unter Volumenverdoppelung" (JACOBJ 1925, 1931, 1935) feststellen. BENNINGHOFF (1949) prägte den Begriff der „funktionellen Kernschwellung", den KRANTZ (1951) auch auf die Veränderungen des Zellkernvolumens der Leber angewendet wissen will. Bei ihr findet sich eine gute Übersicht über die einschlägige Literatur.

Beim Meerschweinchen wird ein sehr einheitliches Verhalten der Kernvolumina in Form einer eingipfligen Kurve vorgefunden (SAUSER 1936). Andere Versuchstiere wie Ratte und Maus zeigen eine mehrgipflige Verteilungskurve (BIRKENMAIER 1934; SAUSER 1936). JACOBJ (1925, 1942) und BIRKENMAIER (1934) betonen, daß das Vorhandensein mehrerer Kernklassen von der Ausprägung der Radiärstruktur des Leberläppchens und vom Alter der Tiere abhängig ist. So beobachteten JACOBJ (1925, 1942), BIRKENMAIER (1934) und SAUSER (1936) beim menschlichen Neugeborenen und bei Mäusefoeten eine eingipflige Kernverteilungskurve, beim ausgewachsenen Menschen und bei der erwachsenen Maus eine mehrgipflige Verteilung der Kerngrößen in der Leber.

Nach langfristiger Behandlung mit Cortison oder ACTH ließ sich eine deutliche Abnahme der Kerngröße in der Leber nachweisen. Eine gewisse Ergänzung zu diesem Befund ergibt sich aus der Beobachtung von GUZEK (1964). Er fand bei partiell hepatektomierten weißen Ratten unter dem Einfluß von ACTH oder Cortison einen verringerten Einbau von markiertem Thymidin. Während diese Befunde den Eindruck erwecken, daß gewisse Partialfunktionen der Leber gehemmt werden, zeigen zahlreiche biochemische Untersuchungen, daß eine ganze Anzahl von Fermentsystemen in der Leber durch Cortisonzufuhr gefördert werden, so daß die Leber geradezu als eines der wesentlichen Erfolgsorgane der Corticosteroide aufzufassen ist (CHIU 1950; WINTERNITZ u. Mitarb. 1957; GOODLAD und MUNRO 1959; ASHMORE 1960; LONG u. Mitarb. 1960; HARDING u. Mitarb. 1961; GOLDSTEIN u. Mitarb. 1962).

Eine wichtige Rolle wird dem Cortison bei der Gluconeogenese zugeschrieben. Nach HÜBENER (1960, 1962) sowie DEGENHARDT u. Mitarb. (1961) kommt ihm dabei eine Enzyminduzierende Wirkung in der Leber zu. Als Begründung wird angeführt, daß die Glykogenese erst dann in Gang kommt, wenn das zugeführte Cortisol abgebaut ist. Dieser Abbau geht sehr schnell vor sich (BERLINER u. Mitarb. 1961; BELLAMY u. Mitarb. 1962). Als Substrat für die Neubildung von Kohlenhydraten werden die Leberproteine aufgefaßt (HÜBENER 1960). Dies erklärt auch die Abnahme des Leberproteins nach Cortisolzufuhr (PRELLWITZ und BÄSSLER 1963). Verschiedene Autoren postulieren die Beteiligung der Transaminasen (GAVOSTO u. Mitarb. 1957; ROSEN u. Mitarb. 1958; EISENSTEIN 1959) und Transhydrogenasen (HURLOCK und TALALAY 1958) an dem Glykogenanstieg nach Cortisolgabe. HÜBENER lehnt dies ab, da diese Fermente erst nach längerer Cortisonbehandlung vermehrt gefunden werden (HÜBENER 1960; BLOOM 1960; BUSH und MAHESH 1959). Glucose und glucoplastische

Aminosäuren hemmen die Gluconeogenese nach Cortisol (HÜBENER 1960; MONOD 1959; ENGEL u. Mitarb. 1949, 1951).

CLARK und PESCH (1956) konnten in Untersuchungen an der Ratte zeigen, daß die Sauerstoffaufnahme der Lebermitochondrien nach Cortison vermindert ist. KERPPOLA und PITKÄNEN (1960) wiesen am gleichen Objekt nach, daß die Aktivität der DPN-Cytochrom-C-Reductase und der Cytochromoxydase nach Cortison vermindert sind, während Succinodehydrogenase und die glykolytischen Enzyme keine Veränderungen zeigten. Nach WEBER u. Mitarb. (1955), MOKRASH u. Mitarb. (1956), KRÜSKEMPER (1958), BRIN und McKEE (1956) ist die Aktivität von Glucose-6-phosphatase, Fructose-1,6-diphosphatase, Aldolase und Glutaminpyruvat-Transaminase nach Cortison erhöht. KERPPOLA (1960) zog aus diesen und anderen Ergebnissen den Schluß, daß die oxydative Phosphorylierung in den Lebermitochondrien nach Cortison eingeschränkt ist und damit eine verminderte Bereitstellung von ATP in der Leber erfolgt[1].

Ob eine der genannten Veränderungen in den Fermentsystemen oder eine andere bisher noch unbekannte Funktionsabweichung für die nach Cortison sowie ACTH beobachtete Abnahme der Zellkernvolumina verantwortlich ist, läßt sich nicht entscheiden. Es ist daher auch nicht möglich, die geschilderten biochemischen Einflüsse des Cortisons auf die Leberzelle mit der Kernvolumenabnahme in Beziehung zu bringen.

TSH bzw. Thyroxin führten in unseren Versuchen zu einer Vergrößerung der Kernvolumina der Leberzellen. Eine Erklärung dafür könnte die Tatsache bieten, daß Thyroxin den Leberstoffwechsel erheblich steigert (TAPLEY u. Mitarb. 1955; TAPLEY 1956; SCHULZ u. Mitarb. 1956; BRONK 1963; PAGET und THORP 1963; POCHE 1964). Die Kernvolumenzunahme in der Leber nach TSH ist dabei vermutlich auf die aus der Schilddrüse erfolgende Thyroxinabgabe zurückzuführen. Jedoch bedarf dieser Befund noch der Überprüfung nach TSH-Behandlung am thyreoidektomierten Tier. Überraschenderweise führt die Methylthiouracilbehandlung ebenfalls zu einer Erhöhung der Kernvolumina, obwohl unter diesen Versuchsbedingungen die Thyroxinbildung blockiert ist. Vermutlich handelt es sich dabei um eine extrathyreoidale Wirkung des Methylthiouracil. Diese Vermutung bedarf jedoch der Überprüfung.

Hier sei einschaltend über Untersuchungen von EHRENBRAND, SCHARF und BURKHARDT berichtet, die erstmals den Versuch unternommen haben, eine Beziehung zwischen den Vorgängen in Nebennierenrinde, Schilddrüse und Leber nach *Thyroxin*-Gaben herzustellen. Sie fanden bei ihren Versuchstieren, daß entsprechend der progressiven Transformation der Nebennierenrinde eine synchrone und gleichsinnige Transformation des Lebergewebes, gemessen an dem Verhalten des Leberglykogens, erfolgt. Nach EGER (1952, 1955), EGER und KLÄRNER (1948) sowie EGER und OTTENSMEIER (1952) soll die Glykogenablagerung einer der feinsten Indicatoren der Leberfunktion sein. Sie unterteilen das Leberläppchen in ein zentrales und peripheres Funktionsfeld und geben für das Normaltier eine zentrale Glykogenablagerung an, ein Befund, den wir bestätigen können. Während gleichzeitige Glykogenablagerung in Zentrum und Peripherie auf eine gesteigerte Anforderung an die Leber hinweisen sollen, ist nach ihrer Ansicht eine periphere Ablagerung allein mit einer Störung der zentralen Glykogenbildung gleichzusetzen.

Ähnliche Bilder sah EHRENBRAND (1955) beim Meerschweinchen. Er fand unter Thyroxinbehandlung zunächst eine vermehrte Glykogenbildung in der Leber, die sich in einer verstärkten Ablagerung bemerkbar machte. Jedoch stellte er nach längerer Thyroxinzufuhr eine Abnahme des Leberglykogens fest. EHRENBRAND führte die beschriebene Thyroxinwirkung auf eine verstärkte Cortisolausschüttung aus der Nebennierenrinde entsprechend dem shift-

---

[1] Nach GALLAGHER [Biochem. J. 74, 38—43 (1960)] wird durch Hydrocortison die oxydative Phosphorylierung selbst nicht berührt, die Einschränkung der Energiegewinnung wird durch die Verminderung des oxydativen Stoffwechsels hervorgerufen.

Prinzip zurück. Die oben beschriebene Stoffwechselwirkung des Cortisols könnte auch die anfängliche Glykogenzunahme in der Leber erklären. Als Folge der Thyroxinbehandlung ist aber mit einem verstärkten Abbau von Cortisol in der Leber zu rechnen. Ob im weiteren Verlauf eine Cholesterinverminderung in der Nebennierenrinde bei mangelhaftem Cholesterinnachschub aus der Leber[1], die zu einer ungenügenden Bildung von Glucocorticoiden führt, eine Rolle spielen kann, muß allerdings bezweifelt werden. Wesentlich ist, daß Thyroxin in höherer Dosierung eine Entkopplung der oxydativen Phosphorylierung herbeiführt, wobei die Oxydation erhöht (Glykogenverbrauch), aber die Energiegewinnung vermindert ist. Der Glucoseabbau scheint verstärkt, was als Folge einer erhöhten anaeroben Glykolyse oder einer Verstärkung der Glykolyse und des Glucose-6-phosphat-Cyclus gedeutet wird[2]. Von einem gewissen Zeitpunkt an wird als Folge des verstärkten Glykogenabbaues und des damit nicht Schritt haltenden Aufbaues eine Glykogenverarmung in der Leber eintreten.

5. Verknüpfung der Organbefunde und Stoffwechselprobleme

In Abb. 12 sind die Kernvolumenkurven der Leber, der Nebennierenrinde und der Schilddrüse nach einmaliger ACTH-Gabe, d.h. in unserem „Grundversuch", zusammengestellt. Aus dem Diagramm ist ersichtlich, daß dem initialen Gipfel der Kernvolumina der Zona fasciculata der Nebennierenrinde ein Anstieg im Volumen der Zellkerne der Schilddrüsenfollikel und eine beträchtliche Verminderung der Kerngröße der Leberparenchymzellen gegenübersteht. In der Nebennierenrinde und Schilddrüse werden kurz darauf die Kernvolumenmeßwerte subnormal, in der Leber bleiben sie subnormal. In der Reihenfolge *Schilddrüse, Leber, Nebennierenrinde* erfolgt sodann die Einregulierung auf die Norm. Bei der Nebenniere setzt dieser Vorgang mit einer überschießenden Reaktion ein. Hier sei daran erinnert, daß dem Verhalten der Kernvolumina in der Nebennierenrinde entsprechende Zu- und Abnahmen der 17-OHCS-Ausscheidung im Harn parallel gehen. Aus dem zeitlichen Verhalten der Kernvolumina stellt sich nunmehr die Frage nach einer etwaigen Verknüpfung der Vorgänge, die sich in den drei Organen nach einmaliger ACTH-Gabe abspielen.

Auf Grund der in den vorangehenden Abschnitten eingehend diskutierten Grundlagen der homöostatischen Regulation ergibt sich folgender Versuch einer Erklärung der zu Beginn des Grundversuches auftretenden Veränderungen.

Die einmalige ACTH-Zufuhr hat einen schnellen *Anstieg* der Kernvolumina der Zona fasciculata der Nebennierenrinde und parallel dazu der 17-OHCS-Ausscheidung im Harn zur Folge. Die vorübergehende *Erhöhung* des 17-OHCS- und des ACTH-Spiegels ohne „Bedarfssituation" führt sodann zu einer *Drosselung* der corticotropen Partialfunktion des Hypophysenvorderlappens. Dementsprechend sinkt in der Folge das Kernvolumen der Fasciculatazellen unter die Norm ab. Die *Erhöhung* des Plasmaspiegels von ACTH und 17-OHCS kann möglicherweise auch für den Abfall der Kernvolumina der Leberparenchymzellen verantwortlich sein, da Cortison und ACTH, wie gezeigt — allerdings bei langfristiger Behandlung — zu einer Verminderung der Kerngröße in der Leber führen. Entsprechend dem sog. *shift*-Prinzip (SELYE 1950) dürfte die *Blockierung* der cortico-

---

[1] Thyroxin senkt bekanntlich den Plasmacholesterinspiegel (neuere Literatur s. bei CUTHBERTSON u. Mitarb. 1960; STARR u. Mitarb. 1960; KRITCHEVSKY 1960; OLIVER und BOYD 1961; JEPSON 1963). Hemmung der Cholesterinsynthese und damit eine Verminderung des Plasmacholesterinspiegels führt nach MELBY u. Mitarb. (1961) sowie SHOLITON u. Mitarb. (1962) zu einer verminderten 17-OHCS-Ausscheidung.

[2] BARGONI, N., u. Mitarb.: Hoppe-Seylers Z. physiol. Chemie **335**, 207—215 (1964).

tropen Partialfunktion, ausgelöst durch das exogene ACTH und die damit verbundene Erhöhung der 17-OHCS, zu einer kurzfristig *vermehrten* TSH-Abgabe führen. Der daraus resultierende Thyroxinausstoß kann evtl. seinerseits wieder über den homöostatischen Regulationsmechanismus die TSH-Abgabe aus dem Hypophysenvorderlappen bremsen. Damit würde der schließlich erfolgende Rückgang der Kernvolumina in der Schilddrüse verständlich.

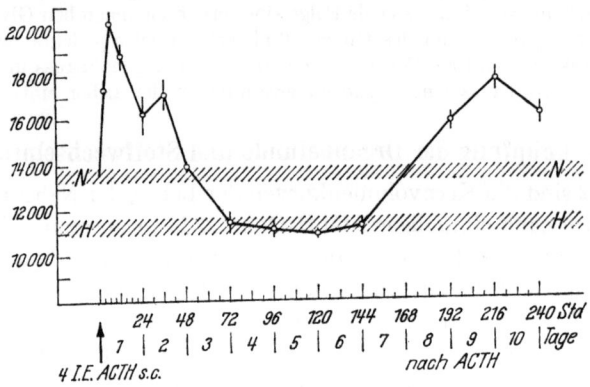

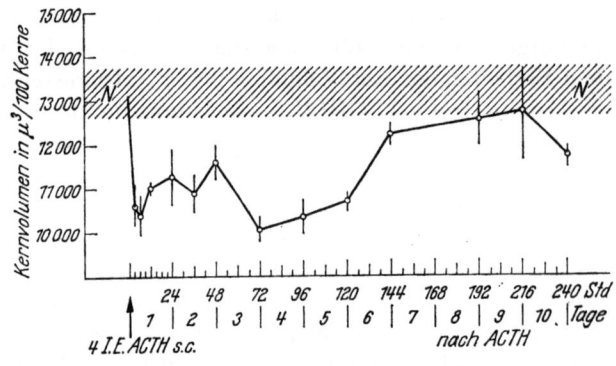

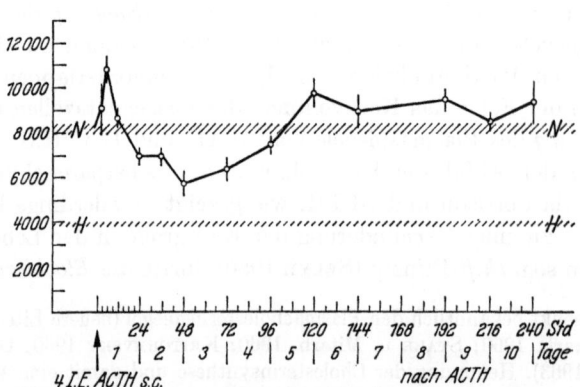

Abb. 12. Vergleichende Gegenüberstellung des Verhaltens der Kernvolumina von Zellen der Zona fasciculata der Nebennierenrinde (obere Kurve), Leberparenchymzellen (mittlere Kurve) und Follikelepithelzellen der Schilddrüse (untere Kurve) nach einmaliger Gabe von 4 iE ACTH „Ciba" s.c. Schraffiert die Streubereiche ($m \pm \varepsilon$) von Normaltieren (N) und hypophysenlosen Tieren (H)

Schwieriger dem Verständnis zugängig ist dagegen die Rückkehr der Kernvolumina der drei Organe zur Norm am Ende des Grundversuches. Wahrscheinlich entspricht diesem Vorgang die Normalisierung ihrer Funktionen.

Fest steht lediglich die *Reihenfolge*, in der die Kernvolumina in den drei Organen sich normalisieren, wobei bemerkenswerterweise die Schilddrüse zeitlich um 4—5 Tage der Nebennierenrinde vorauseilt. Der Grund für dieses Verhalten der Schilddrüse ist unbekannt. Die kurzfristige geringe, initiale *Erhöhung* der Kernvolumina weist auf eine flüchtige und geringe *Steigerung* des TSH-Ausstoßes hin. Es darf daher angenommen werden, daß auch der damit verbundene *Thyroxinausstoß* nur flüchtig und geringfügig ist und somit die dadurch ausgelöste Drosselung der TSH-Abgabe rasch vorübergeht. Die zum Ende des Versuches normalen Kernvolumina lassen vermuten, daß zu diesem Zeitpunkt die Funktion der Schilddrüse wieder normal ist.

Als zweites Organ folgt die Leber mit der Rückkehr der Kernvolumina zu Normalwerten. Hier erhebt sich die Frage, ob für dieses Verhalten die Normalisierung der Thyroxinproduktion von Bedeutung sein kann. Dazu ist es notwendig, kurz auf die Wirkungen des Thyroxins in der Leber einzugehen.

Thyroxin vermindert die oxydative Phosphorylierung in den Lebermitochondrien (MARTIUS und HESS 1951; MARTIUS 1955). Gleichzeitig wird jedoch der allgemeine Stoffwechsel gesteigert. Daher wird eine „Entkopplung von Oxydation und Phosphorylierung" angenommen (LEUTHARDT 1961, S. 694 u. 499). Die Grundumsatzsteigerung durch Thyroxin wird dahingehend interpretiert, daß der Organismus versucht, die geringe energetische Ausbeute der Oxydation durch eine Vermehrung der Oxydationsvorgänge auszugleichen. Ein Beweis für diese Anschauung ist nach MARTIUS (1955) die mit der Erhöhung des Grundumsatzes einhergehende Erniedrigung des *P/O*-Quotienten nach Thyroxin.

In letzter Zeit sind Zweifel aufgetaucht, ob diese Entkopplung der oxydativen Phosphorylierung nicht eine Erscheinung ist, die lediglich bei unphysiologischen Thyroxinmengen beobachtet wird. TATA u. Mitarb. (1962, 1963) stellten nach Zufuhr physiologischer Dosen von Thyroxin fest, daß zwar die Mitochondrienschwellung und die Stoffwechselsteigerung, gemessen an der Atmung, eintreten, die Entkopplung aber ausbleibt. Nach BRONK (1963) wird die Kapazität des elektronenübertragenden Systems durch Thyroxin erweitert, ohne daß die Phosphorylierung in ihrem Wirkungsgrad vermindert wird.

Diese biochemischen Befunde bringen die zeitliche Aufeinanderfolge der Normalisierung der Kernvolumina in der Schilddrüse und Leber in unserem Grundversuch dem Verständnis näher. Die mit der Normalisierung des Kernvolumens der Schilddrüse aller Wahrscheinlichkeit nach verbundene Thyroxinausschüttung dürfte den allgemeinen Stoffwechsel anheben. Die kurz darauf zu beobachtende Zunahme der Leberzellkernvolumina könnte Ausdruck dieser Stoffwechselsteigerung sein.

Zuletzt kehrt in der Nebennierenrinde das Zellkernvolumen zur Norm zurück. Damit stellt sich auch hier die Frage, ob dieses Ereignis in Beziehung mit den vorangehenden Vorgängen in Leber und Schilddrüse steht.

Thyroxin fördert den Abbau des Cortisols in der Leber (SEIF 1963). Ein wesentliches Fermentsystem für den Cortisolabbau ist die Δ^4-3-Ketosteroid-Reductase, die reduziertes TPNH + H$^+$ als Coferment benötigt. Sie kommt beim Meerschweinchen (BROWN-GRANT 1960) wie auch bei anderen Versuchstieren (McGUIRE und TOMKINS 1958) in löslicher Form und an Mikrosomen gebunden vor, und ist bei Ratten von ungleich höherer Aktivität (TOMKINS 1956) als beim Meerschweinchen (BROWN-GRANT 1960). Die an Mikrosomen gebundene Fermentfraktion kann in spezifische Aktivitäten für verschiedene Corticosteroide aufgespalten werden (McGUIRE und TOMKINS 1960). McGUIRE und TOMKINS konnten 1959 zeigen, daß nach kurzer Behandlung mit Thyroxin die Δ^4-3-Ketosteroid-Reductaseaktivität in

Leberhomogenisaten zunimmt. Nach längerer Behandlung mit Thyroxin ist besonders der an die Mikrosomenfraktion gebundene Anteil dieses Fermentes vermehrt.

Weiterhin wurde an Rattenleberhomogenisaten eine vermehrte Aktivität der Glucose-6-phosphatdehydrogenase nach Thyroxinbehandlung gefunden (GLOCK und McLEAN 1955; McGUIRE und TOMKINS 1959). Durch dieses Ferment wird die Oxydation von Glucose-6-phosphat zu 6-Phosphogluconsäure gefördert. Dabei wird pro Molekül oxydierten Glucose-6-phosphates ein Molekül TPNH + H$^+$ frei. TPNH + H$^+$ seinerseits fördert, z. B. als Coferment der Δ^4-3-Ketosteroid-Reductase, verschiedene Abbaureaktionen des Cortisols (DE VENUTO und WESTPHAL 1961; HELLMANN u. Mitarb. 1961; VRBOVA 1962), vor allem die Reduktion des A-Ringes (McGUIRE und TOMKINS 1959, 1960). Auf diese Weise können die Schilddrüsenhormone — übrigens Trijodthyronin in noch stärkerem Maße als Thyroxin (YATES u. Mitarb. 1958; MELBY u. Mitarb. 1960) — Einfluß auf verschiedene Oxydo-Reduktionsvorgänge der Leber nehmen und damit zu einem vermehrten Abbau von Corticosteroiden führen. Damit schaltet sich der homöostatische Regulationsmechanismus mit erhöhter ACTH-Ausschüttung ein. Entsprechend wird die Nebennierenrinde stimuliert und die Corticosteroidsynthese gesteigert (HAYNES und BERTHET 1957; PETERSON 1958; ROCHE u. Mitarb. 1959; McGUIRE und TOMKINS 1959).

Die Tatsache der Bereitstellung von TPNH + H$^+$ durch Thyroxin gibt Anlaß, kurz auf die Rolle des TPNH + H$^+$ bei der Corticosteroidsynthese in der Nebennierenrinde einzugehen. Nach SCHRIEFERS (1960) spielt TPNH + H$^+$ eine wesentliche Rolle bei der Synthese der Nebennierenrindensteroide. Aus Cholesterin (BLOCH 1945), das in der Leber aus Acetylresten aufgebaut wird, wird über mehrere Stufen die Hydrocortisonbildung vollzogen. STONE und HECHTER (1954) haben in Perfusionsversuchen eine Analyse der ACTH-Wirkung durchgeführt. Sie fanden den Angriffspunkt des Hypophysenvorderlappenhormons zwischen Cholesterin und Pregnenolon. ACTH greift nicht direkt, sondern über die Vermehrung von TPNH + H$^+$ in diesen Synthesevorgang ein. Es hat zunächst eine Steigerung der Glykogen-Phosphorylaseaktivität in der Nebennierenrinde zur Folge (HAYNES und BERTHET 1957; HAYNES 1958; HAYNES, KORITZ und PERON 1959). Dies leitet den Glykogenabbau ein. In der Folge kommt es unter anderem zur Oxydation von Glucose-6-phosphat zu 6-Phosphogluconsäure, wobei TPNH + H$^+$ frei wird. Thyroxin kann diesen Vorgang möglicherweise nicht nur in der Leber, sondern auch in der Nebennierenrinde beeinflussen. Im ganzen gesehen erscheint die hieraus sich ergebende Möglichkeit einer Direktwirkung des Thyroxins auf die Corticosteroidsynthese in der Nebennierenrinde noch fraglich. Von ACTH werden übrigens noch weitere Angriffspunkte bei der Corticosteroidsynthese diskutiert (KORITZ und PÉRON 1958; HECHTER 1955; HAYANO u. Mitarb. 1956), auf die hier nicht weiter eingegangen werden soll.

Die in den vorstehenden Ausführungen zitierten Untersuchungsergebnisse zeigen, daß Thyroxin auf verschiedenen Wegen die Vorgänge des Corticosteroidabbaues in der Leber fördern kann. Diese Auswirkungen des Thyroxins könnten für das Einpendeln der Kernvolumina in der Nebennierenrinde aus dem niedrigen Bereich der Depressionsphase zur Norm von Bedeutung sein. Danach würde die sich zunächst normalisierende Schilddrüsenfunktion den Corticosteroidabbau in der Leber fördern. Dies könnte Anlaß für den am Ende des Grundversuches auftretenden Anstieg des ACTH-Ausstoßes sein, und damit zum Wiederanstieg der Kernvolumina in der Nebennierenrinde führen. Parallel dazu erfolgt sodann die Normalisierung der 17-OHCS-Ausscheidung im Harn.

Diese Diskussion um die etwaige Verknüpfung der Vorgänge in den drei Organen Schilddrüse, Leber und Nebennierenrinde nach einmaliger ACTH-Gabe zeigt, wie schwierig es ist, eine Korrelation zwischen morphologischen und biochemischen Befunden herzustellen. Unbeschadet der von uns versuchten, zur Zeit nur hypothetisch und fragmentarisch möglichen Deutung bleibt die Tatsache, daß eine einzige, allerdings hohe ACTH-Gabe, überraschend weitreichende Wirkungen in verschiedenen Organen zur Folge hat und nachhaltige Veränderungen im Gefüge der endokrinen Regulation nach sich zieht.

Zusammenfassung

Bei männlichen Meerschweinchen wurde das Verhalten der 17-OHCS-Ausscheidung im Harn, der Kernvolumina der Zona fasciculata der Nebennierenrinde, der Leberparenchymzellen und der Follikelepithelzellen der Schilddrüse nach einer einmaligen ACTH-Gabe untersucht. Folgende Befunde wurden erhoben:

1. Auf einen kurzfristigen Anstieg der 17-OHCS-Ausscheidung sofort nach ACTH-Zufuhr folgt eine mehrere Tage anhaltende Phase subnormaler Ausscheidungswerte („Depressionsphase"), die am 9. Tag nach der Injektion mit einer die Norm übersteigenden Ausscheidung beendet wird.

Parallel zur 17-OHCS-Ausscheidung werden Kernvolumenveränderungen in der Zona fasciculata der Nebennierenrinde und morphologische Veränderungen in Richtung auf eine progressive bzw. regressive Transformation des Organs gefunden. Einem kurzfristigen Anstieg der Kernvolumina unmittelbar nach der ACTH-Zufuhr folgt eine längere Phase subnormaler Kernvolumenwerte („Depressionsphase"). Erst am 8.—9. Tag nach der Injektion wird die Normalisierung mit hohen Kernvolumenwerten im Sinne eines „rebound" eingeleitet.

Aus diesem Verhalten der 17-OHCS-Ausscheidung und der Kernvolumina kann geschlossen werden, daß bereits eine einmalige ACTH-Zufuhr zu einer überraschend lang anhaltenden Dämpfung der ACTH-Abgabe führt.

2. Die Anwendung des „Diphtherietoxin-Testes" zeigte, daß während der Depressionsphase die beim völlig unbehandelten Versuchstier nach Diphtherietoxin zu beobachtende hämorrhagische Nekrose nur stark abgeschwächt oder gar nicht auftritt, Kernvolumenanstieg und Erhöhung der 17-OHCS-Ausscheidung jedoch ganz ausbleiben. Da diese Erscheinungen an ACTH gebunden sind, kann daraus geschlossen werden, daß das System Hypothalamus-Hypophysenvorderlappen während der Depressionsphase nach einmaliger ACTH-Zufuhr nicht mit einer adäquaten ACTH-Ausschüttung auf einen Reiz antworten kann.

3. Die Anwendung des ACTH-Testes zeigte, daß das Rindenorgan während der Depressionsphase auch auf eine einmalige zusätzliche Zufuhr von ACTH in bestimmter Dosierung nicht reagiert, also eine verminderte Ansprechbarkeit aufweist.

4. Auch die Follikelepithelzellen der Schilddrüse zeigen nach einmaliger ACTH-Zufuhr ein phasisches Verhalten der Kernvolumina. Nach vorübergehendem Anstieg werden subnormale Kernvolumenwerte gefunden, um den 5. Tag pendeln diese wieder auf die Norm ein. Daraus ergibt sich, daß die einmalige ACTH-Gabe nicht nur die corticotrope, sondern auch die thyreotrope Partialfunktion in Mitleidenschaft zieht. Die Normalisierung erfolgt hier jedoch wesentlich früher als im corticotropen Sektor der Adenohypophyse.

5. Die Leber zeigt ebenfalls Veränderungen des Kernvolumens der Parenchymzellen nach einmaliger ACTH-Zufuhr. Sofort nach der Injektion findet sich ein Abfall auf subnormale Werte. Erst am 6.—7. Tag pendelt das Kernvolumen wieder auf das Normalniveau ein. Diese Veränderungen können möglicherweise mit den Funktionen der Leber im Hormonstoffwechsel nach einmaliger ACTH-Gabe in Zusammenhang stehen.

6. Vergleicht man den zeitlichen Ablauf der Veränderungen der Kernvolumina der Zona fasciculata der Nebennierenrinde, der Follikelepithelzellen der Schilddrüse und der Leberparenchymzellen, so ergibt sich, daß die Kernvolumina in der Reihenfolge Schilddrüse, Leber, Nebennierenrinde nach einer subnormalen Phase zur Norm zurückkehren.

Literatur

ADAMS, A. E.: The effects of hypophysectomy and anterior lobe administration on the skin and thyroid of Triton cristatus. J. exp. Biol. 10, 247—255 (1933).

ANDERSON, E. M., and J. B. COLLIP: Thyreotropic hormone of anterior pituitary. Proc. Soc. exp. Biol. (N.Y.) 30, 680—683 (1932).

ANGELO, S. A. DE: TSH rebound phenomenon in the rat adenohypophysis. Endocrinology 69, 834—843 (1961).

ARON, M.: Action de la préhypophyse sur la thyroide chez le cobaye. C.R. Soc. Biol. (Paris) 102, 682—684 (1929).

— Particularités histologiques de la réaction de la thyroide aux extraits de lobe antérieur d'hypophyse. C.R. Soc. Biol. (Paris) 103, 145—147 (1930).

— Expériences d'injections d'extrait préhypophysaire au foetus de cobaye in utero. Action sur la thyroide. C.R. Soc. Biol. (Paris) 113, 446—448 (1933).

ASCOLI, G., u. T. LEGNANI: Die Folgen der Exstirpation der Hypophyse. Münch. med. Wschr. 1912 I, 518—521.

ASHMORE, J.: In metabolic effects of adrenal hormones. Ciba Foundation Study Group No 6, p. 25, ed. by G. E. W. WOLSTENHOLME and M. O'CONNOR. London: J. & A. Churchill Ltd. 1960.

ATWELL, W. J.: Effects of administration of corticoadrenal extract to the hypophysectomized anuran. Proc. Soc. exp. Biol. (N.Y.) 29, 621—623 (1932).

— Effects of administration of cortex to the hypophysectomized rat. Proc. Soc. exp. Biol. (N.Y.) 29, 1259—1260 (1932).

BACHMANN, R.: Die Nebenniere. In: Handbuch der mikroskopischen Anatomie des Menschen, Bd. VI/5. Berlin-Göttingen-Heidelberg: Springer 1954.

BEHRING, E.: Untersuchungen über das Zustandekommen der Diphtherie-Immunität bei Thieren. Dtsch. med. Wschr. 16, 1145—1148 (1890).

BELLAMY, D., J. G. PHILLIPS, I. C. JONES, and R. A. LEONARD: The uptake of cortisol by rat tissues. Biochem. J. 85, 537—545 (1962).

BENNETT, H. S.: The distribution of the corticosterones in the adrenal cortex of the cat. Anat. Rec. 76, Suppl. 2, 5 (1940).

BENNHOLD, H.: Die pathogenetische Bedeutung des Versagens gewisser Transportfunktionen des Organismus. Triangel (De.) 6, 98—110 (1963).

BENNINGHOFF, A.: Funktionelle Kernschwellung und Kernschrumpfung. Anat. Nachr. 1, 50—52 (1949).

BERLINER, D. L., and T. F. DOUGHERTY: Hepatic and extrahepatic regulation of corticosteroids. Pharmacol. Rev. 13, 329 (1962).

— N. KELLER, and TH. F. DOUGHERTY: Tissue retention of cortisol and metabolites induced by ACTH: An extra-adrenal effect. Endocrinology 68, 621—632 (1961).

BIRKENMAIER, O.: Vergleichend-anatomische Untersuchungen über die Zellkerngröße im Wirbeltierstamm. Z. Anat. Entwickl.-Gesch. 102, 794—818 (1934).

BLOCH, K.: The biological conversion of cholesterol to pregnanediol. J. biol. Chem. 157, 661—666 (1945).

BLOOM, B.: An evaluation of hormonal augmented transhydrogenase activity in rat liver cells. J. biol. Chem. 235, 857—858 (1960).

BOGOMOLEZ, A.: Zur Frage über die Veränderungen der Nebennieren bei experimenteller Diphtherie. Beitr. path. Anat. 38, 510—523 (1905).

BOGUTH, W., H. LANGENDORFF u. E. TONUTTI: Zellkernausgangsreaktion und toxische Läsion des Rindenorgans durch Diphtherietoxin. Med. Welt 20, 408—414 (1951).

BOMSKOV, C.: Methodik der Hormonforschung, Bd. 1, S. 480. Leipzig: Georg Thieme 1937.

BRIN, M., and R. W. MCKEE: Effects of x-irradiation, nitrogen mustard, fasting, cortisone and adrenalectomy on transaminase activity in the rat. Arch. Biochem. 61, 384 (1956).
BRONK, J. R.: Thyroid hormones: Control of terminal oxidation. Science 141, 816—817 (1963).
BROOKS, R. V., B. E. CLAYTON, and J. E. HAMMANT: Some observations on the excretion of 17-ketosteroids and 17-ketogenic steroids by guinea pigs. J. Endocr. 20, 24—35 (1960).
BROWN-GRANT, K.: Changes in the thyroid activity of rats exposed to cold. J. Physiol. 131, 52—69 (1956).
— The hypothalamus and the thyroid gland. Brit. med. Bull. 16, 165—169 (1960).
— E. FORCHIELLI, and R. A. DORFMAN: The Δ^4-hydrogenases of guinea pig adrenal gland. J. biol. Chem. 235, 1317—1320 (1960).
— G. W. HARRIS, and S. REICHLIN: The effect of emotional and physical stress on thyroid activity in the rabbit. J. Physiol. 126, 29—40 (1954).
— — — The influence of the adrenal cortex on thyroid activity in the rabbit. J. Physiol. 126, 41—51 (1954).
—, and G. PETHES: The response of the thyroid gland of the guinea-pig to stress. J. Physiol. 151, 40—50 (1960).
BRUZZONE, S., H. BOREL, and J. SCHWARZ: The effect of steroids related to the cortical hormones and of stilbestrol on the adrenalectomized guinea pig. Endocrinology 39, 194—202 (1946).
BUSH, I. E., and V. B. MAHESH: Metabolism of 11-oxygenated steroids. 2. 2-methyl steroids. Biochem. J. 71, 718—742 (1959).
CAMERON, A. T., and J. CARMICHAEL: The effect of thyroxin on growth in white rats and in rabbits. J. biol. Chem. 46, 35—52 (1921).
CARREON, G. G., J. J. CANARY, R. J. MEYER, and L. H. KYLE: Adrenocortical function after long-term corticoid therapy. J. Lab. clin. Med. 56, 235—244 (1960).
CHIU, C. Y.: The effect of adrenal cortical preparations added in vitro upon the carbohydrate metabolism of liver slices. 2. The effect of some pure steroids upon carbohydrate synthesis, oxygen uptake and non-protein nitrogen. Biochem. J. 46, 120—124 (1950).
CLARK, J. H., and L. A. PESCH: Effects of cortisone on liver enzymes and protein synthesis. J. Pharmacol. exp. Ther. 117, 202—207 (1956).
CLAYTON, B. E., and F. T. G. PRUNTY: The relation of adrenocortical function to scurvy in guinea pigs. The effect of exogenous ACTH and adrenalectomy. J. Endocr. 9, 370—378 (1953).
COURRIER, R.: Endocrinologie de la gestation, Paris 1945. Zit. nach BACHMANN 1954, S. 575.
CRABBÉ, J., et J. W. MEAKIN: La fonction corticosurrénale après traitement prolongé aux corticosteroides. Ann. Endocr. (Paris) 22, 576—581 (1961).
CUTHBERTSON, W. F. J., P. V. ELCOATE, D. M. IRELAND, D. C. B. MILLS, and P. SHEARLEY: Effect of compounds related to thyroxine on serum and liver cholesterol and on atherosclerosis and heart weights in rats and mice. J. Endocr. 21, 45—68 (1960).
DEANE, H. W., and R. O. GREEP: A morphological and histochemical study of the rat's adrenal cortex after hypophysectomy, with comments on the liver. Amer. J. Anat. 79, 117—146 (1946).
DEAR, W. E., and R. GUILLEMIN: Adrenal sensitivity to ACTH as a function of time after hypothalamic lesion and after hypophysectomy. Proc. Soc. exp. Biol. (N.Y.) 103, 356—359 (1960).
DEGENHARDT, G., H. J. HÜBENER u. I. ALESTER: Über den Wirkungsmechanismus der Glucocorticoide. Hoppe-Seylers Z. physiol. Chem. 323, 278—284 (1961).
DHOM, G.: Fortschritte der Histophysiologie des Hypophysenvorderlappens. Klin. Wschr. 41, 1117—1124 (1963).
DOE, R. P., J. A. VENNES, and E. B. FLINK: Diurnal variation of 17-hydroxycorticosteroids, sodium, potassium, magnesium and creatinine in normal subjects and in cases of treated adrenal insufficiency and Cushing's syndrom. J. clin. Endocr. 20, 253—265 (1960).
DUBOIS, L.-A.: Des variations de toxicité des extraits de capsules surrénales. Arch. Physiol. 28, 412—426 (1896a).
— Note préliminaire sur l'action des extraits de capsules surrénales. C.R. Soc. Biol. (Paris) 48, 14—16 (1896b).

Dyrenfurth, I., A. J. Blair, J. C. Beck, and E. H. Venning: Studies in patients with adrenocortical hyperfunction. I. The effect of corticotropin on levels of corticosteroids, 17-ketosteroids and aldosterone. J. clin. Endocr. **20**, 735—750 (1960).
Egdahl, R. H.: Cerebral cortical inhibition of pituitary-adrenal secretion. Endocrinology **68**, 574—581 (1961).
Eger, W.: Das zentrale und periphere Funktionsfeld des Leberläppchens unter Einwirkung von Äthyl- und Methylalkohol. Med. Mschr. **6**, 363—367 (1952).
— Beiträge zur experimentellen Lebernekrose, zu ihrer Entstehung und ihrer Verhütung. Acta hepat. **3**, 1—19 (1955).
—, u. Ch. Klärner: Über Glykogenbildung und Glykogenablagerung in der menschlichen Leber. Virchows Arch. path. Anat. **315**, 135—146 (1948).
—, u. H. Ottensmeier: Glykogendarstellung und Glykogenablagerung in der Leber, untersucht mit dem nativen Gefrierschnittverfahren. Virchows Arch. path. Anat. **322**, 175—186 (1952).
Ehrenbrand, F.: Leberstudien bei experimenteller Hyperthyreose. Anat. Anz. **101**, 315—356 (1954—1955).
— J. H. Scharf u. T. Burckhart: Zur Kenntnis der synchronen Morphokinese von Nebenniere und Leber. Acta neuroveg. (Wien) **17**, 63—76 (1958).
Eisenstein, A. B.: Inhibition of gluconeogenic action of cortisol in pyridoxine-deficient rats. Biochim. biophys. Acta (Amst.) **36**, 580—581 (1959).
Engel, F. L.: Role of the adrenal cortex in intermediary metabolism. Amer. J. Med. **10**, 556 (1951).
— S. Schiller, and E. J. Pentz: Studies on the nature of the protein catabolic response to adrenal cortical extract. Endocrinology **44**, 458—475 (1949).
Fendler, K., G. Karmos, and G. Telegdy: The effect of hippocampal lesion on pituitaryadrenal function. Acta physiol. Acad. Sci. hung. **20**, 293—297 (1961).
Fortier, C.: Dual control of adrenocorticotrophin release. Endocrinology **49**, 782—788 (1951).
Fredrickson, D. S., P. S. Forsham, and G. W. Thorn: The effect of massive cortisone therapy on measurements of thyroid function. J. clin. Endocr. **12**, 541—553 (1952).
Gavosto, F., A. Pileri, and A. Brusca: Increased transaminase activity in the liver after administration of cortisone. Biochim. biophys. Acta (Amst.) **24**, 250—254 (1957).
Geyer, G.: Wie weit kann das durch eine Cortisontherapie inaktivierte Hypophysen-Nebennierenrinden-System mittels ACTH funktionell restituiert werden? Wien. klin. Wschr. **72**, 293—301 (1960).
Glock, G. E., and P. McLean: A preliminary investigation of the hormonal control of the hexose monophosphate oxidative pathway. Biochem. J. **61**, 390—397 (1955).
Goldstein, L., E. J. Stella, and W. E. Knox: The effect of hydrocortisone on tyrosine-α-ketoglutarate transaminase and tryptophan pyrrolase activities in the isolated perfused rat liver. J. biol. Chem. **237**, 1723—1726 (1962).
Good, T. A., R. S. Ely, L. R. Heiselt, A. K. Done, and V. C. Kelley: Studies of 17-hydroxycorticosteroids: Adrenalectomy and hypophysectomy in guinea pigs and their effects on plasma 17-OHCS concentrations. Endocrinology **58**, 651—658 (1956).
Goodlad, G. A. J., and H. N. Munro: Diet and the action of cortisone on protein metabolism. Biochem. J. **73**, 343—348 (1959).
Griffiths, K., J. K. Grant, and T. Symington: A biochemical investigation of the functional zonation of the adrenal cortex in man. J. clin. Endocr. **23**, 776—785 (1963).
McGuire, J. S., and G. M. Tomkins: Effect of thyroxin administration on the rate and steric course of enzymatic reduction of steroids. Nature (Lond.) **182**, 261 (1958).
— — The effects of thyroxin administration on the enzymatic reduction of $\varDelta^4$-3-keto-steroids. J. biol. Chem. **234**, 791—794 (1959).
— — The heterogeneity of $\varDelta^4$-3-ketosteroid reductases (5α). J. biol. Chem. **235**, 1634—1638 (1960).
Guzek, J. W.: Effect of adrenocorticotrophic hormone and cortisone on the uptake of tritiated thymidine by regenerating liver tissue in the white rat. Nature (Lond.) **201**, 930—931 (1964).

HAASE, J.: Das Verhalten der histochemisch nachweisbaren Askorbinsäure in der Nebennierenrinde von Meerschweinchen nach einseitiger Adrenalektomie, Kälteeinwirkung, Wasserentzug und Hunger. Endokrinologie 29, 1—22 (1952).
HAEUBER, H. D.: Zur Regeneration des Nebennierenrindenparenchyms beim Meerschweinchen nach sog. $^3/_4$-Resektion der Nebennierenrinde. Endokrinologie 48, 255—265 (1965).
HALMI, N. S., E. M. BOGDANOVE, B. N. SPIRTOS, and H. J. LIPNER: The influence of cortisone on the iodide concentrating mechanism of the rat thyroid. Endocrinology 52, 233—235 (1953).
HARDING, H. R., F. ROSEN, and C. A. NICHOL: Influence of age, adrenalectomy and corticosteroids on hepatic transaminase activity. Amer. J. Physiol. 201, 271—275 (1961).
HAYANO, M., N. SABA, R. I. DORFMAN, and O. HECHTER: Some aspects of the biogenesis of adrenal steroid hormones. Recent Progr. Hormone Res. 12, 79—123 (1956).
HAYNES jr., R. C.: The activation of adrenal phosphorylase by the adrenocorticotropic hormone. J. biol. Chem. 233, 1220—1222 (1958).
—, and L. BERTHET: Studies on the mechanism of action of the adrenocorticotropic hormone. J. biol. Chem. 225, 115—124 (1957).
— S. B. KORITZ, and F. G. PÉRON: Influence of adenosine 3',5'-monophosphate on corticoid production by rat adrenal glands. J. biol. Chem. 234, 1421—1423 (1959).
HECHTER, O., M. M. SALOMON, and E. CASPI: Corticosteroid metabolism in liver: Studies on perfused rat liver. Endocrinology 53, 202—214 (1953).
HECHTER, O. M.: Possible mechanisms of hormone action. Vitam. and Horm. 13, 293—346 (1955).
HECKEL, N. J., W. ROSSO, and L. KERTEL: Spermatogenetic rebound phenomenon after administration of testosterone-propionate. J. clin. Endocr. 11, 235 (1951).
HELLMANN, L., H. L. BRADLOW, B. ZUMOFF, and T. F. GALLAGHER: The influence of thyroid hormone on hydrocortisone production and metabolism. J. clin. Endocr. 21, 1231—1247 (1961).
HERRMANN, M.: Phasenhafter Verlauf der 17-Hydroxycorticoidausscheidung beim Meerschweinchen nach eintägiger Behandlung mit ACTH. Naturwissenschaften 48, 76 (1961).
— Kernvolumen der Nebennierenrinde und 17-OHCS-Ausscheidung im Harn beim Meerschweinchen nach einmaliger ACTH-Zufuhr. Verh. Anat. Ges., 57. Verslg. Hamburg 23.—27. 5. 61. Anat. Anz., Suppl. 111, 135—140 (1962a).
— Belastungsversuche mit ACTH und Diphtherietoxin beim Meerschweinchen während der Depressionsphase nach einmaliger ACTH-Zufuhr. Endokrinologie 43, 155—166 (1962b).
— Untersuchungen über den phasischen Verlauf der 17-Hydroxycorticoid-Ausscheidung beim Meerschweinchen nach einmaliger ACTH-Zufuhr. 9. Symp. Dtsch. Ges. Endokr. Wiesbaden u. Mainz 3.—5. 5. 1962, S. 105—108. Berlin-Göttingen-Heidelberg: Springer 1963.
— Beitrag zur Histotopochemie der Schilddrüse des Meerschweinchens. Verh. Anat. Ges., 59. Verslg. München 23.—26. 4. 1963. Anat. Anz. Suppl. 113, 116—121 (1964).
— J. THOMSEN u. F. RENTSCH: Kann ACTH die cortisoninduzierte Insuffizienz des Hypophysenvorderlappen-Nebennierenrinden-Systems beheben? 11. Symp. Dtsch. Ges. f. Endokr. Düsseldorf 5.—7. 3. 1964 S. 192—196. Berlin-Heidelberg-New York: Springer 1965.
— — u. G. WINKLER: Das Reaktionsvermögen des Hypophysen-Nebennierenrinden-Systems beim Meerschweinchen auf Diphtherietoxin-Vergiftung nach langfristiger kombinierter Behandlung mit Cortison und adrenocorticotropem Hormon. Arzneimittel-Forsch. 14, 203—204 (1964).
—, u. G. WINKLER: Volumen der Nebennierenrindenzellkerne und 17-OH-Corticoidausscheidung bei Diphtherietoxin-vergifteten Meerschweinchen nach langfristiger Cortisonvorbehandlung. Naturwissenschaften 45, 267 (1958).
— — Zellkernvolumen der Nebennierenrinde und 17-Hydroxycorticosteroidausscheidung beim Meerschweinchen nach langfristiger Cortisonvorbehandlung und nach Diphtherietoxin-Vergiftung. Acta neuroveg. (Wien) 20, 38—49 (1959).
— — Untersuchungen zur Wirkung von Cortison und adrenocorticotropem Hormon auf die 17-Hydroxycorticosteroid-Ausscheidung von Meerschweinchen. Arzneimittel-Forsch. 12, 720—723 (1962a).
— — Über den Einfluß von Oestradiol auf die Restitutionsphase der Nebennierenrinde nach langfristiger Cortisonvorbehandlung. Acta endocr. (Kbh.) 40, 410—420 (1962b).

HILLMANN, G.: Biosynthese und Stoffwechselwirkungen der Schilddrüsenhormone. In: Biochemie und Klinik, S. 30. Stuttgart: Georg Thieme 1961.

HOEDE, K.: Über den Einfluß langfristiger Cortisonvorbehandlung auf die hämorrhagische Nekrose der Nebennierenrinde nach Diphtherietoxin-Vergiftung. Endokrinologie 33, 279 (1956).

HOFFMANN, F.: Die glandotropen Hormone des Hypophysenvorderlappens. In: Handbuch der experimentellen Pharmakologie, Erg.-Werk 9, Berlin 1941.

HOUSSAY, B., A. A. BIASOTTI et A. MAGDALENA: Hypophyse et thyroide. Histologie de la thyroide des chiens hypophysoprives. C.R. Soc. Biol. (Paris) 108, 912—913 (1931b).

— — — Hypophyse und Schilddrüse. IX. Wirkung des Vorderlappenextraktes auf die Histologie der Schilddrüse des Hundes. Rev. Soc. argent. Biol. 8, 130—143 (1932b).

— — — Hypophyse et thyroide. Action de l'extrait anté-hypophysaire sur l'histologie de la thyroide du chien. C.R. Soc. Biol. (Paris) 110, 834—836 (1932c).

— — u. P. MAZZOCCO: Hypophyse und Schilddrüse. I. Das Schilddrüsengewicht bei hypophysenberaubten Hunden. Rev. Soc. argent. Biol. 7, 428—436 (1931a).

— — — Hypophyse et thyroide. Action de l'extrait du lobe antérieur de l'hypophyse sur le poid de la thyroide. C.R. Soc. Biol. (Paris) 110, 832—834 (1932a).

HÜBENER, H. J.: Über den Mechanismus der Gluconeogenese nach oraler Cortisol-Gabe. Hoppe-Seylers Z. physiol. Chem. 322, 135—141 (1960).

— Kristalline 20β-Hydroxysteroid-dehydrogenase: Darstellung, Eigenschaften und Anwendung. Ber. ges. Physiol. 215, 17—18 (1960).

— Die physiologische Funktion der Nebennierenrinden-Hormone als Enzym-Induktoren. Dtsch. med. Wschr. 87, 438—445 (1962).

HURLOCK, B., and P. TALALAY: Microsomal 3α- and 11β-hydroxysteroid dehydrogenases. Arch. Biochem. 80, 468—470 (1958).

— — 3α-hydroxysteroids as coenzymes of hydrogen transfer between di- and triphosphopyridine nucleotides. J. biol. Chem. 233, 886—893 (1958).

INGLE, D. J.: The effects of administering large amounts of cortin on the adrenal cortices of normal and hypophysectomized rats. Amer. J. Physiol. 124, 369—371 (1938).

— Body weights and work performance of adrenalectomized rats treated with progesterone, Δ^4-17A-methyl-D-homo-androstene-17A-ol-3,17-dione, and 6-hydroxyl-11-desoxycorticosterone diacetate. Endocrinology 30, 246—251 (1942a).

— Problems relating to the adrenal cortex. Endocrinology 31, 419—438 (1942b).

— G. M. HIGGINS, and E. C. KENDALL: Atrophy of the adrenal cortex in the rat produced by administration of large amounts of cortin. Anat. Rec. 71, 363—372 (1938).

—, and E. C. KENDALL: Atrophy of the adrenal cortex of the rat produced by the administration of large amounts of cortin. Science 86, 245 (1937).

INGBAR, S. H., and N. FREINKEL: Influence of ACTH, cortisone and hydrocortisone on distribution and peripheral metabolism of thyroxine. J. clin. Invest. 34, 1375—1379 (1955).

— — ACTH, cortisone, and metabolism of iodine. Metabolism 5, 652—666 (1956).

JACOBJ, W.: Über das rhythmische Wachstum der Zellen durch Verdopplung ihres Volumens. Wilhelm Roux' Arch. Entwickl.-Mech. Org. 106, 124—192 (1925).

— Volumetrische Untersuchungen an den Zellkernen des Menschen und das allgemeine Problem der Zellkerngröße. Anat. Anz. 72, Erg.-Heft 236—247 (1931).

— Die Zellkerngröße beim Menschen. Z. mikr.-anat. Forsch. 38, 161—240 (1935).

— Die verschiedenen Arten des gesetzmäßigen Zellwachstums und ihre Beziehung zu Zellfunktion, Umwelt, Krankheit, maligner Geschwulstbildung und innerem Bauplan. Wilhelm Roux' Arch. Entwickl.-Mech. Org. 141, 584—692 (1942).

JANSSEN, S., u. A. LOESER: Die Wirkung des Hypophysenvorderlappens auf die Schilddrüse. Naunyn-Schmiedebergs Arch. exp. Path. Pharmak. 163, 517—529 (1931).

JEPSON, E. M.: Long-term trial of D-thyroxine in hypercholesterolaemia. Brit. med. J. 1963 I, No 5343, 1446—1449.

KENDALL jr., J. W., K. MATSUDA, C. DUYCK, and M. A. GREER: Studies of the location of the receptor site for negative feedback control of ACTH release. Endocrinology 74, 279—283 (1964).

KERPPOLA, W.: Uncoupling of the oxydative phosphorylation with cortisone in liver mitochondria. Endocrinology 67, 252—263 (1960).
—, and G. PITKÄNEN: The action of cortisone on oxydative and glycolytic liver enzyme activities in rats of different age and sex. Endocrinology 67, 162—165 (1960).
KOCH, G.: Zellkernmessungen an der experimentell beeinflußten Rattenschilddrüse. Z. Zellforsch. 47, 517—547 (1958).
KORITZ, S. B., and F. G. PÉRON: Studies on the mode of action of the adrenocorticotrophic hormone. J. biol. Chem. 230, 343—352 (1958).
KRACHT, J.: Sog. Rebound-Phänomen an der Nebennierenrinde nach Zufuhr von Glukokorticoiden. Endokrinologie 35, 290—296 (1958).
— Morphokinese der Nebennierenrinde nach Anwendung von Cortison und Cortisonderivaten. Medizinische 1959, 106—109.
—, u. H. W. BANSI: Über die spezifische Wirkung des Methylthiouracils auf die Schilddrüsenstruktur bei Thyreotoxikosen. Z. klin. Med. 148, 255—264 (1951).
—, u. U. KRACHT: Zur Histopathologie und Therapie der Schreckthyreotoxikose des Wildkaninchens. Virchows Arch. path. Anat. 321, 238—274 (1952).
—, u. M. SPAETHE: Über Wechselbeziehungen zwischen Schilddrüse und Nebennierenrinde. I. Mitt. Der thyreo-corticotrope Phasenwechsel in der Sekretionsbiologie des Hypophysenvorderlappens. Virchows Arch. path. Anat. 323, 174—193 (1953).
— — Über Wechselbeziehungen zwischen Schilddrüse und Nebennierenrinde. II. Mitt. Untersuchungen über den „Hypophysenhemmstoff" p-Oxypropiophenon. Virchows Arch. path. Anat. 323, 629—644 (1953).
— — Über Wechselbeziehungen zwischen Schilddrüse und Nebennierenrinde. III. Mitt. Die thyreotrope Belastungsreaktion. Virchows Arch. path. Anat. 324, 83—109 (1953).
KRANTZ, H.: Kern und Funktion. I. Die Kerngröße und ihre Abhängigkeit von äußeren und inneren Faktoren. Z. Zellforsch. 35, 424—475 (1951).
KRITCHEVSKY, D.: Influence of thyroid hormones and related compounds on cholesterol biosynthesis and degradation: A review. Metabolism 9, 984—994 (1960).
KRÜSKEMPER, H.-L.: Aktivitätsänderungen von Milchsäuredehydrogenase, Aldolase und Glutaminsäuredehydrogenase der Leber normaler Ratten nach Behandlung mit Schilddrüsenhormonen und Cortison. Z. Vitamin-, Hormon- u. Fermentforsch. 9, 213—226 (1958).
LEUTHARDT, F.: Lehrbuch der physiologischen Chemie, S. 694 (u. 499, oxyd. Phosph. u. Entkoppl.). Berlin: W. de Gruyter & Co. 1961.
LIDDLE, G. W., J. E. RICHARD, and R. E. PETERSON: An improved method for assaying the steroidogenic potency of ACTH. Endocrinology 57, 594—598 (1955).
LIEBEGOTT, G.: Studien zur Orthologie und Pathologie der Nebennieren. Beitr. path. Anat. 109, 93—178 (1944).
LITTMANN, L.: Über das Verhalten der 17-Hydroxy-Corticosteroidausscheidung beim Meerschweinchen nach $^1/_2$- bzw. $^3/_4$-Resektion des Nebennierenrindenparenchyms. Endokrinologie 43, 109—116 (1962).
LOEB, L., and R. B. BASSETT: Effect of hormones of anterior pituitary on thyroid gland in the guinea pig. Proc. Soc. exp. Biol. (N.Y.) 26, 860—862 (1929).
LOESER, A.: Die Beziehungen zwischen Schilddrüse und Hypophyse. Naunyn-Schmiedebergs Arch. exp. Path. Pharmak. 180, 23—37 (1936).
LONG, C. N. H., O. K. SMITH, and E. G. FRY: In metabolic effects of adrenal hormones. Ciba Foundation Study Group No 6, p. 4, ed. by G. E. W. WOLSTENHOLME and M. O'CONNOR. London: J. & A. Churchill Ltd. 1960.
LUDWIG, K. S.: Das Zellkernvolumen in der Schilddrüse normaler sowie mit Thiouracil und Thyroxin behandelter Ratten. Acta anat. (Basel) 11, 146—161 (1950).
MANDELL, A. J., L. F. CHAPMAN, R. W. RAND, and R. D. WALTER: Plasma corticosteroids: Changes in concentration after stimulation of hippocampus and amygdala. Science 139, 1212 (1963).
MARTIUS, C.: Die Wirkungsweise des Schilddrüsenhormones. 5. Coll. d. Ges. f. physiol. Chem. Hormone und ihre Wirkungsweise, S. 143—156. Berlin-Göttingen-Heidelberg: Springer 1955, Diskussion S. 156—161.
—, and B. HESS: The mode of action of thyroxin. Arch. Biochem. 33, 486—487 (1951).

Mason, J. W., W. J. H. Nauta, J. V. Brady, J. A. Robinson, and E. J. Sychar: The role of limbic system structures in the regulation of ACTH secretion. 10. Symp. d. internat. Ges. f. neurovegetative Forsch. in Freudenstadt, 29.—31. 6. 1960. Acta neuroveg. (Wien) 23, 4—14 (1961—1962).

Meigs, R. A., and L. L. Engel: The metabolism of adrenocortical steroids by human tissues. Endocrinology 69, 152—162 (1961).

Melby, J. C., M. St. Cyr, and S. L. Dale: Reduction of adrenal steroid production by an inhibitor of cholesterol biosynthesis. New Engl. J. Med. 264, 583—587 (1961).

— R. H. Egdahl, J. L. Story, and W. W. Spink: Production and catabolism of cortisol following the administration of thyroxine analogs. Endocrinology 67, 389—393 (1960).

Mokrash, L. C., W. D. Davidson, and R. W. McGilvery: The response to glucogenic stress of fructose-1,6-diphosphate in rabbit liver. J. biol. Chem. 222, 179—184 (1956).

Moltschanow, W.: Die Nebennieren und ihre Veränderungen bei der Diphtherie. Moskau 1909. Zit. nach Bachmann 1954, S. 546.

Monod, J.: Biosynthese eines Enzyms. Information, Induktion, Repression. Angew. Chem. 71, 685—691 (1959).

Morrison, A. B.: Bilateral adrenalectomy in the guinea pig. J. Endocr. 11, 97—101 (1954).

Münzer, F. T.: Über die Zweikernigkeit der Leberzellen. Arch. mikroskop. Anat. 98, 249—282 (1923).

— Experimentelle Studien über die Zweikernigkeit der Leberzellen. Arch. mikroskop. Anat. 104, 138—184 (1925).

Notter, G.: Influence of ACTH on accumulation of radioiodine in human thyroid. J. clin. Endocr. 22, 817—823 (1962).

Okinaka, S.: Die Regulation der Hypophysen-Nebennierenfunktion durch das Limbic-System und den Mittelhirnanteil der Formatio reticularis. 10. Symp. d. internat. Ges. f. neurovegetative Forsch. in Freudenstadt 29.—31. 6. 1960. Acta neuroveg. (Wien) 23, 15—20 (1961—1962).

Okkels, H.: Dynamic cytology of the thyroid gland. Arch. exp. Zellforsch. 15, 343—347 (1934).

— The culture of whole organs. II. The effects of perfusion on thyroid epithelium. J. exp. Med. 66, 297—304 (1937).

Oliver, M. F., and G. S. Boyd: Reduction of serum-cholesterol by dextrothyroxine in men with coronary heart-disease. Lancet 1961 I, 783—786.

O'Neal, L. W., and P. Heinbecker: The response of the plasma protein-bound iodine of hypophysectomized dogs to injected thyrotrophin: The influence of cortisone. Endocrinology 53, 60—72 (1953a).

— — Failure of cortisone to influence thyroid function. Endocrinology 53, 239—241 (1953b).

Overzier, C.: Über die Einwirkung des Desoxycorticosteronacetates auf die Nebenniere hypophysektomierter und kastrierter männlicher weißer Ratten. Z. mikr.-anat. Forsch. 56, 267—326 (1951).

Paget, G. E., and J. M. Thorp: An effect of thyroxin on the fine structure of the rat liver cell. Nature (Lond.) 199, 1307—1308 (1963).

Palkovits, M.: Quantitativ-histologische Methoden in Verbindung mit der Schilddrüse und ihre vergleichende Bewertung. Endokrinologie 45, 227—246 (1963).

Peterson, R. E.: The influence of the thyroid on adrenal cortical function. J. clin. Invest. 37, 736—741 (1958).

Pettit, A.: De l'action de quelques substances toxiques sur la glande surrénale. Bull. Mus. d'hist. nat. (Paris) 2, 147—148 (1896a).

— Sur le mode fonctionnement de la glande surrénale. C. R. Soc. Biol. (Paris) 48, 320—322 (1896b).

Pfeiffer, E. F., W. E. Vaubel, K. Retienne, D. Berg u. H. Ditschuneit: ACTH-Bestimmung mittels Messung des Plasma-Corticosterons der mit Dexamethason hypophysenblockierten Ratte. Klin. Wschr. 38, 980 (1960).

Plager, J. E., G. A. Bray, and J. E. Jackson: Pituitary-ACTH response to metopirone and endotoxine administration in the dog. Endocrinology 72, 876—883 (1963).

—, and P. Cushman: Suppression of the pituitary-ACTH response in man by administration of ACTH or cortisol. J. clin. Endocr. 22, 147—154 (1962).

Poche, R.: Die Wirkung der Schilddrüsenhormone auf die Zellstruktur. 10. Symp. Dtsch. Ges. f. Endokrinologie, Wien 7.—9. 3. 1963. Berlin-Göttingen-Heidelberg: Springer 1964.

Ponse, K.: Histophysiologie de l'activation thyroidienne. Arch. Anat. (Strasbourg) 29, 1 (1938).

Porter, C. C., and R. H. Silber: A quantitative color reaction for cortisone and related 17,21-dihydroxy-20-ketosteroids. J. biol. Chem. 185, 201—207 (1950).

Prellwitz, W., u. K. H. Bässler: Veränderungen an Proteinen der Leber und des Blutes bei experimenteller Leberzirrhose und nach Behandlung mit Decortin und einem anabolen Steroid. Klin. Wschr. 41, 1125—1139 (1963).

Reinwein, D.: Über die Pathogenese der Struma. Dtsch. med. Wschr. 88, 2493—2498 (1963).

Rentsch, F.: Nachwirkungen langfristiger ACTH-Zufuhr auf die Funktion des Hypophysen-Nebennierenrinden-Systems beim Meerschweinchen. Endokrinologie 48, 62—69 (1965).

Retienne, K., H. Ditschuneit, M. Fischer, K. Kopp u. E. F. Pfeiffer: ACTH-Bestimmung an Hand des Corticosteronanstiegs im Nebennierenvenenblut hypophysektomierter Ratten. Vergleich von Dexamethasonblockade und Hypophysektomie. 8. Symp. Dtsch. Ges. Endokrinologie 1.—3. 3. 1961 München, S. 427. Berlin-Göttingen-Heidelberg: Springer 1962.

Richter, C. P., and G. B. Wislocki: Anatomical and behavior changes produced in the rat by complete and partial extirpation of the pituitary gland. Amer. J. Physiol. 95, 481—493 (1930).

Roche, J., R. Michel et P. Jouan: Action de l'acide 3:5:3'-triiodothyroacétique et de l'ACTH sur la sécrétion des corticostéroides par les capsules surrénales du rat in vitro. C.R. Soc. Biol. (Paris) 153, 255 (1959).

Rosen, F., N. R. Roberts, L. E. Budnick, and C. A. Nichol: An enzymatic basis for the gluconeogenic action of hydrocortisone. Science 127, 287—288 (1958).

Sachazkaja, T. S.: Biosynthese und Sekretion der Nebennierenkortikosteroide unter dem Einfluß von ACTH und STH. First Internat. Congr. of Endocrinology, Copenhagen 1960. Session V d, No 217, p. 433 in Advance Abstracts of Short Communications. Copenhagen: Periodica 1960.

Sadownikow, W.: Über die Veränderungen der Nebennieren bei den akuten toxischen Infektionen (Diphtherie, Botulismus, Tetanus). Virchows Arch. path. Anat. 317, 315—341 (1949) (Diss. Göttingen 1949).

Sauser, G.: Die Größe des Zellkerns in verschiedenen Tierklassen unter Berücksichtigung des Geschlechtes, der Domestikation und Kastration. Z. Zellforsch. 23, 675—700 (1936).

Sayers, G., M. A. Sayers, E. G. Fry, A. White, and C. N. H. Long: The effect of adrenocorticotrophic hormone of the anterior pituitary on the cholesterol content of the adrenals, with a review of the literature of adrenal cholesterol. Yale J. Biol. Med. 16, 361—392 (1944).

— A. White, and C. N. H. Long: Preparation and properties of pituitary adrenotropic hormone. J. biol. Chem. 149, 425—436 (1943).

Seif, F. J.: 17-Hydroxykortikosteroid-Ausscheidung im Urin des Meerschweinchens nach Thyroxin- bzw. TSH-Gaben. Endokrinologie 44, 357—367 (1963).

Selye, H.: The physiology and pathology of exposure to stress. Montreal: Acta Inc. 1950.

Sholiton, L. J., E. E. Werk jr., and J. MacGee: The extra-adrenal metabolism of cortisol in triparanol treated subjects. Metabolism 11, 1265—1273 (1962).

Silber, R. H., and C. C. Porter: The determination of 17,21-dihydroxy-20-ketosteroids in urine and plasma. J. biol. Chem. 210, 923 (1954).

Simmons, H. T., and R. Whitehead: The technique of suprarenalectomy in the guinea pig and the survival period and cause of death of guinea pigs after bilateral suprarenalectomy. J. Physiol. 88, 235—238 (1937).

Sinibaldi, G.: L'intossicazione difterica nei conigli operati di asportazione parziale delle capsule surrenali. Arch. Anat. pat. Fac. II, 1906. Ref. Zbl. allg. Path. path. Anat. 18, 536 (1907).

Smith, P. E.: On the effects of ablation of the epithelial hypophysis on the other endocrine glands. Proc. Soc. exp. Biol. (N.Y.) 16, 81—82 (1919).

— The pigmentary, growth and endocrine disturbances induced in the anurian tadpole by the early ablation of the pars buccalis of the hypophysis. Amer. Anat. Mem. No XI, 151 (1920) (Philadelphia).

Smith, P. E.: Ablation and transplantation of the hypophysis in the rat. Anat. Rec. 32, 221 (1926).
— Hypophysectomy and a replacement therapy in the rat. Amer. J. Anat. 45, 205—274 (1930).
Symington, T.: Morphology and secretory cytology of the human adrenal cortex. Brit. med. Bull. 18, 117—121 (1962).
Schriefers, H.: Wirkung und Wirkungsweise des adrenocorticotropen Hormons. Med. Welt 50, 2653—2657 (1960).
Schulz, H., H. Löw, L. Ernster u. F. S. Sjöstrand: Elektronenmikroskopische Studien an Leberschnitten von Thyroxin-behandelten Ratten. Proc. Stockholm Conf. Electron Microscopy 1956, S. 134—137. Stockholm: Almqvist & Wiksel 1957.
Schweizer, M., and M. E. Long: Partial maintenance of the adrenal cortex by anterior pituitary grafts in fed and starved guinea pigs. Endocrinology 46, 191—206 (1950).
Starr, P.: Sodium dextrothyroxine and sodium levothyroxine results of their use in an athyreotic patient with angina pectoris and hypercholesteremia. J. Amer. med. Ass. 173, 1934—1935 (1960).
— P. Roen, J. L. Freiburn, and L. A. Schleissner: Reduction of serum cholesterol by sodium dextro-thyroxine. Arch. intern. Med. 105, 830—842 (1960).
Steenburg, R. W., L. L. Smith, W. C. Shoemaker, and F. D. Moore: Observations on the role of the liver in hydrocortisone metabolism. Surg. Gynec. Obstet. 111, 697—706 (1960).
Stevens, W., D. L. Berliner, and Th. F. Dougherty: Conjugation of steroids by liver, kidney and intestine of mice. Endocrinology 68, 875—877 (1961).
Stone, D., and O. Hechter: Studies on ACTH action in perfused bovine adrenals: The site of action of ACTH in corticosteroidogenesis. Arch. Biochem. 51, 457—469 (1954).
Tapley, D. F.: The effect of thyroxine and other substances on the swelling of isolated rat liver mitochondria. J. biol. Chem. 222, 325—339 (1956).
— C. Cooper, and A. L. Lehninger: The action of thyroxine on mitochondria and oxidative phosphorylation. Biochim. biophys. Acta (Amst.) 18, 597—598 (1955).
Tata, J. R., L. Ernster, and O. Lindberg: Control of basal metabolic rate by thyroid hormones and cellular function. Nature (Lond.) 193, 1058—1060 (1962).
— — — E. Arrhenius, S. Pedersen, and R. Hedman: Action of thyroid hormones at the cell level. Biochem. J. 86, 408—428 (1963).
Tomkins, G. M.: A mammalian 3α-hydroxysteroid dehydrogenase. J. biol. Chem. 218, 437—447 (1956).
Tonutti, E.: Histochemische Befunde an der Diphtherienebenniere mittels der Plasmalreaktion. Klin. Wschr. II (b) 20, 1196—1198 (1941a).
— Hormonal gesteuerte Transformationsfelder der Nebennierenrinde? Z. mikr.-anat. Forsch. 50, 495—501 (1941b).
— Die Umbauvorgänge in den Transformationsfeldern der Nebennierenrinde als Grundlage der Beurteilung der Nebennierenrindenarbeit. Z. mikr.-anat. Forsch. 52, 32—86 (1942).
— Über die Sekretionsbiologie des Hypophysenvorderlappens, betrachtet an den Wechselbeziehungen von Schilddrüse und Nebennierenrinde. Vitam. u. Horm. 5, 108—123 (1944).
— Über die wechselseitige Beeinflussung der thyreotropen und corticotropen Leistung der Hypophyse. Z. ges. exp. Med. 114, 336—355 (1945).
— Zur Analyse der pathophysiologischen Reaktionsmöglichkeiten des Organismus. Klin. Wschr. 569—570 (1949a).
— Experimentelles zum Problem der Toxinwirkung auf zelluläre Substrate. Pharmazie, H. 10, S. 441 (1949b).
— Über die strukturelle Funktionsanpassung der Nebennierenrinde. Endokrinologie 28, 1—15 (1951).
— Experimentelle Untersuchungen zur Pathophysiologie der Nebennierenrinde. Verh. Dtsch. Ges. Path. 36, 123 (1953).
— Normale Anatomie der endokrinen Drüsen und endokrinen Regulation. In: E. Kaufmann, Lehrbuch der speziellen pathologischen Anatomie, hrsg. v. M. Staemmler, Bd. I, 5. Lieferg. Berlin: W. de Gruyter & Co. 1955.
— F. Bahner u. E. Muschke: Die Veränderungen der Nebennierenrinde der Maus nach Hypophysektomie und nach ACTH-Behandlung, quantitativ betrachtet am Verhalten der Zellkernvolumina. Endokrinologie 31, 266—284 (1954).

Turner, C. D.: General endocrinology. Philadelphia and London: W. B. Saunders Co. 1948.
Urquhart, J., F. E. Yates, and A. L. Herbst: Hepatic regulation of adrenal cortical function. Endocrinology **64**, 816—830 (1959).
Vaubel, E., D. Berg, K. Retienne, H. Ditschuneit u. E. F. Pfeiffer: ACTH-Bestimmung mittels fluorometrischer Messung des Plasmacorticosterons der Ratte nach Hypophysenblockade mit Dexamethason. First Internat. Congr. of Endocrinology, Copenhagen 1960. Session XI, d, No 567, p. 1125 in Advance Abstracts of Short Communications. Copenhagen: Periodica 1960.
Venuto, F. de, and U. Westphal: Metabolism of cortisol by subcellular fractions of the rat liver. Biochim. biophys. Acta (Amst.) **54**, 294—303 (1961).
Vrbová, H.: Ein Beitrag zur Frage der Nebennierenrindenfunktion bei klinischen Thyreopathien. Endokrinologie **43**, 29—44 (1962).
Weber, G., C. Allard, G. de Lamirande, and A. Cantero: Increased liver glucose-6-phosphatase activity after cortisone administration. Biochem. biophys. Acta (Amst.) **16**, 618—619 (1955).
Winkler, G., R. Blobel, M. Herrmann u. E. Tonutti: Zur Bestimmung der 17-Hydroxycorticosteroidausscheidung beim Meerschweinchen. Endokrinologie **45**, 12—25 (1963).
—, and M. Herrmann: Influence of ACTH and corticosteroids on the rhythm of corticosteroid excretion during the rebound-phenomenon. Vortrag First Internat. Symposium on Biorhythms in Clinical and Experimental Endocrinology, Florenz 30.—31. 5. 1966.
— — R. Blobel u. E. Tonutti: 17-Hydroxycorticosteroidausscheidung im Harn des Meerschweinchens nach Diphtherietoxin-Vergiftung. Endokrinologie **43**, 219—232 (1962).
— — u. A. Khalil: Klinische und tierexperimentelle Untersuchungen zum Verhalten der 17-Hydroxycorticosteroidausscheidung im Harn nach einmaliger ACTH-Anwendung. 12. Symposion d. Dtsch. Ges. f. Endokrinologie, Wiesbaden 21.—23. 4. 66. S. 267—269 Berlin-Heidelberg-New York: Springer 1967.
Winternitz, W. W., R. Dintzis, and C. N. Long: Further studies on the adrenal cortex and carbohydrate metabolism. Endocrinology **61**, 724—741 (1957).
Yates, F. E., J. Urquhart, and A. L. Herbst: Effect of thyroid hormones on ring A reduction of cortisone by liver. Amer. J. Physiol. **195**, 373—380 (1958).
Yoffey, J. M., and J. S. Baxter: The formation of birefringent crystals in the suprarenal cortex. J. Anat. (Lond.) **81**, 335—342 (1947).
— — Histochemical changes in the suprarenal gland of the adult male rat. J. Anat. (Lond.) **83**, 89—98 (1949).
Yudaev, N. A., and S. A. Afinogenova: Effect of cortisone, ACTH and sodium salicylate on the function of the adrenal cortex in rabbits. First Internat. Congr. of Endocrinology, Copenhagen 1960. Session V d, No 213, p. 425 in Advance Abstracts of Short Communication. Copenhagen: Periodica 1960.
Zingg, W., and W. F. Perry: The influence of adrenal and gonadal steroids on the uptake of iodine by the thyroid gland. J. clin. Endocr. **13**, 712—723 (1953).

Sachverzeichnis

Abkürzungen 5
ACTH-Test 9, 12
— Verhalten der 17-OHCS-Ausscheidung 14
— Verhalten der Kernvolumina der NNR 21
ACTH-Zufuhr
— langfristige 7, 28
— einmalige 8, 14, 20, 30
— während der Depressionsphase 15, 21
Adrenalektomie
— partielle 12, 31
Bestimmung
— der 17-OHCS-Ausscheidung 11
— der Kernvolumina 11

Cortison-Zufuhr
— einmalige 13, 26
— langfristige 7, 26, 28, 30, 31
Depressionsphase
— im Tierversuch 8, 14
— beim Menschen 28
Diphtherie-Toxin-Test 9, 12
— Verhalten der 17-OHCS-Ausscheidung 14
— morphologische Veränderungen in der NNR 16
— Verhalten der Kernvolumina der Z. fasc. 21

Diphtherie-Toxin-Vergiftung
— morphologische Veränderungen in der NNR 31
— Verhalten der Kernvolumina der Z. fasc. 19
— nach Hypophysektomie 31
Fixierung der Organe 11
Follikelepithelzellen der Schilddrüse 9, 22, 32
Grundversuch
— Verhalten der 17-OHCS-Ausscheidung 8, 14, 30, 38
— Verhalten der Kernvolumina der Z. fasc. 20, 30, 38
— Verhalten der Kernvolumina der Schilddrüse 23, 38
— Verhalten der Kernvolumina der Leber 24, 38
Hypophysektomie 7, 12, 29, 32, 33
Hypophysenvorderlappen
— corticotrope Partialfunktion 7
— thyreotrope Partialfunktion 9, 22, 32
Kernvolumina
— Z. fasc. der Nebennierenrinde 19, 30, 38
— Follikelepithelzellen der Schilddrüse 22, 38
— Leberparenchymzellen 24, 38
Leber 9, 24

Nebennierenrinde (NNR)
— Kernvolumina der Z. fasc. 19, 30, 38
— kompensatorische Atrophie 7, 26
— progressive Transformation 16, 29
— regressive Transformation 16, 29
— scharlachrotfärbbare Substanzen 18
— sudanschwarzfärbbare Substanzen 18
Phasischer Verlauf
— der 17-OHCS-Ausscheidung nach einmaliger ACTH-Gabe 14, 30
— der Kernvolumina der Z. fasc. nach einmaliger ACTH-Gabe 20, 30
Reaktionsvermögen
— des HVL-NNR-Systems in der Depressionsphase 28
Rebound 8
scharlachrotfärbbare Substanzen 18
Schilddrüse
— Follikelepithelzellen 9, 22, 32
Sekretionsumschaltung 9
Shift 9
sudanschwarzfärbbare Substanzen 18
Transformation der Nebennierenrinde
— progressive 16, 29
— regressive 16, 29

If you have any concerns about our products,
you can contact us on
ProductSafety@springernature.com

In case Publisher is established outside the EU,
the EU authorized representative is:
**Springer Nature Customer Service Center GmbH
Europaplatz 3, 69115 Heidelberg, Germany**

Printed by Libri Plureos GmbH
in Hamburg, Germany